15分でできる！

癒されごはん

Healing Meals

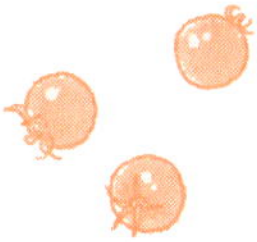

サニー早苗

Sunny Sanae

清流出版

「毎日料理することがしんどいな」

「買った食材がまた冷蔵庫でしおれてショック！　食材ロスをなくしたい」

「買い出しに献立決めに片づけまで……。料理がストレスだわ」

「せっかく作っても、子どもや旦那が喜んでくれなくてむなしい」

「外食は楽しいけど、家で作るごはんは面倒。コンビニや外食に頼りがち」

「忙しくて料理が億劫。料理時間がもったいないと思っちゃう」

「できるだけ薬に頼らず元気に暮らしたいけど、何をしたらいいの？」

「時間がない中でも、かんたんに健康的な食事にしたい。どうしたらいい？」

「健康料理は時間がかかるし、美味しく作れない。なんとかならない？」

「ストレスが多い毎日。もっと体も心も穏やかに整えたい」


こう感じている方のために、この本はあります。

料理と食事で大切なのは
あなたが笑顔でいること。

シンプルでいい。シンプルがいい。
限られた時間の中でも
心を込めて作るごはんは必ず伝わる。

かんたんで美味しくて満足できるごはんで
体も心も癒され、笑顔が広がりますように。

はじめに
15分から始まる、最高の未来につながる食事

あなたの好きな「ごはん」は何ですか？

これを食べたらほっこりする。落ち着く。笑顔になっちゃう、というごはんは何でしょうか？

人は、自分の好きなごはんの話をする時、楽しかった食事を語る時、ついつい顔がほころびます。わたしは食いしん坊ですので、食事のことを想像するだけで顔がニンマリしてしまいます。


では、今のあなたにとって、「料理」や「食事」はどんな時間でしょうか？

楽しく幸せな時間？　それとも、面倒な時間？　できる限り節約する時間？

毎日、毎食、思いっきり楽しめていますか？　食事に癒されていますか？


もしかしたら季節を感じることもなく、あわただしく料理したり、何か他のことを

しながら口の中に流し込むように食べている、なんてこともあるかもしれません。

忙しく毎日を過ごしていると、「料理をする」「食べる」ことが、ただなんとなく日課のように繰り返されているだけになっているかもしれません。疲れがとれない、心が落ち着かないこともあるかもしれません。


でも、もう大丈夫です。毎日たったの15分、ほんの小さなコツだけで、体も心も健康で、喜びや感動であふれる食生活になります。そのヒントを手にしてみませんか？整う料理は理想だけど「時間がない！」そう思ってしまうあなたに、少しでもとりかかりやすく「15分だけ」でもできる工夫と考え方をまとめました。


本書をパラパラめくって気になる箇所を読むだけでも、きっと心が軽くなっていくはず。15分という時間の単位は、集中しやすい時間と言われています。30分だと面倒と思うかもしれませんが、15分だけならちょっと取り組んでみようと思いませんか。

悩んでいるのはあなた1人ではありません。何を隠そう、わたしもかつては料理が苦手で面倒と思っていた人ですから、気持ちはとてもわかるのです。

母の大病がきっかけで食の道を歩むことになったわたしが、どのように体を整える料理を楽に取り入れていき、楽しく幸せな人生にまで好転させる食事にしていったか、失敗も含めて丸ごとお伝えしていきます。

大切なことを一言でお伝えすると、料理も食事も「自分の人生の応援団」になるんだと思いながら食事を整えていくと、自然と人生まで好転していく。

たったこれだけです。

本書でお伝えすることを実践していただければ、あなたは必ず、食で体も心も、そして人生までもどんどんよくなっていくでしょう。

健康だけならともかく、料理を通して「人生も好転」だなんて、それはさすがに言い過ぎじゃない？　と思われたかもしれません。しかし、わたしが15年以上かけて生み出した**癒しのごはん「ヒーリングごはん」を実践した方からは、実際に奇跡のような体験やご報告が絶えません。**

「料理が楽しくなった」「かんたんに美味しく作れるようになって家族がおかわりするようになってうれしい」という声はもちろんのこと、その域を超えて、奇跡のようなことがたくさん起きているのです。

はじめに

まずは体調の変化。

体の調子がよくなったという報告は数えきれないほどあります。


生理痛がなくなった。

気づいたらＰＭＳがなくなっていた。

爪がきれいになった。

便通がよくなってスッキリ。

長年悩んでいたアトピーがきれいになくなった！

肌あれがなくなってクリームやリップがほぼいらなくなった。

かかとのガサガサがツルツルになっていて「これ本当にわたしのかかと？」と驚き、感動！

いつのまにかダイエットできて産前よりきれいになっていた！

病院で原因不明と言われていた夫の体調不良がなくなった。

うつがなくなり、心が安定して社会復帰できるようになった！

など変化の声が絶えず、感動の声をいただいています。

それ以外にも、**家族関係やお仕事に関することでも変化があるのも特徴的です。**

「超かんたんレシピなのに美味しくて、体調もよくなりました。気づけば嫌いだった料理が楽しく感じられ、イライラも減って、運がよくなっている自分に驚きます」

「ヒーリングごはんを学んだことで体調はもちろん、心までおだやかに安定しました。どんなことがあっても〝わたしは幸せ〟と心から思えるようになりました。家族も穏やかになりいいことばかり起きています」

「料理をもっと楽しんで作れるようになり、息子との関係までよくなりました」

他にも、離婚寸前だった方が食事を整えたことで夫婦仲を取り戻し、家族から応援される関係性になったり……。

子どもが全く心を開いてくれなかったというお母さんが料理を学び食を整えたことでお子さんがいろいろ話すようになり、一緒に出かけられるようになったり……。

「食事を整えただけで旦那さんの仕事のパフォーマンスが急によくなり、昇給した！」という喜びの声もいただきます。

忙しい経営者の方々からは「朝の目覚めがよくなって仕事のパフォーマンスが上がってうれしい。快適な暮らしができるようになった！」という声も。

どなたも、厳しい食事療法はしていません。ただ、毎日の食事を楽しく整えていっただけです。**せっかく食事をするなら、楽しみながら体も心も整えて、さらに幸せにつなげてみませんか？**

毎食があなたの人生の応援団となる癒しのごはん「ヒーリングごはん」の扉を、本書で開いてみてください。

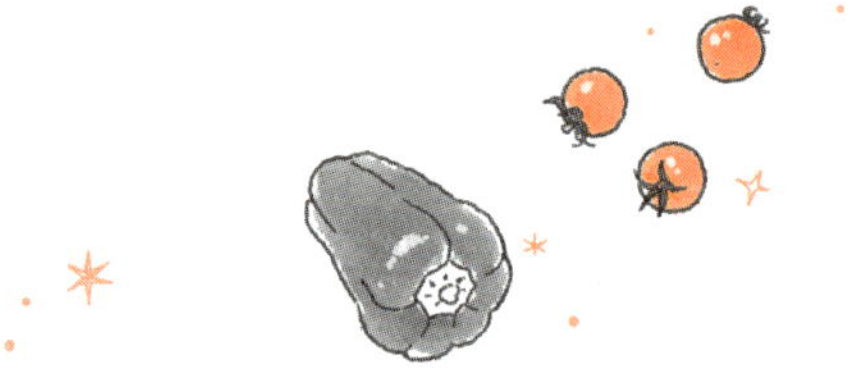

ある日
雨上がりのもみの木に
心を奪われた。
朝陽を浴びて
雫が一粒ずつ
ダイヤモンドのように輝いていた。
人工の光では生み出せない
自然が織りなす　奇跡の美しさ。

料理の中にも　そんな美しさがある。
食材ひとつひとつの持つ
自然のままの力を引き出す時
それぞれが光を放ち
やがて全体が調和し

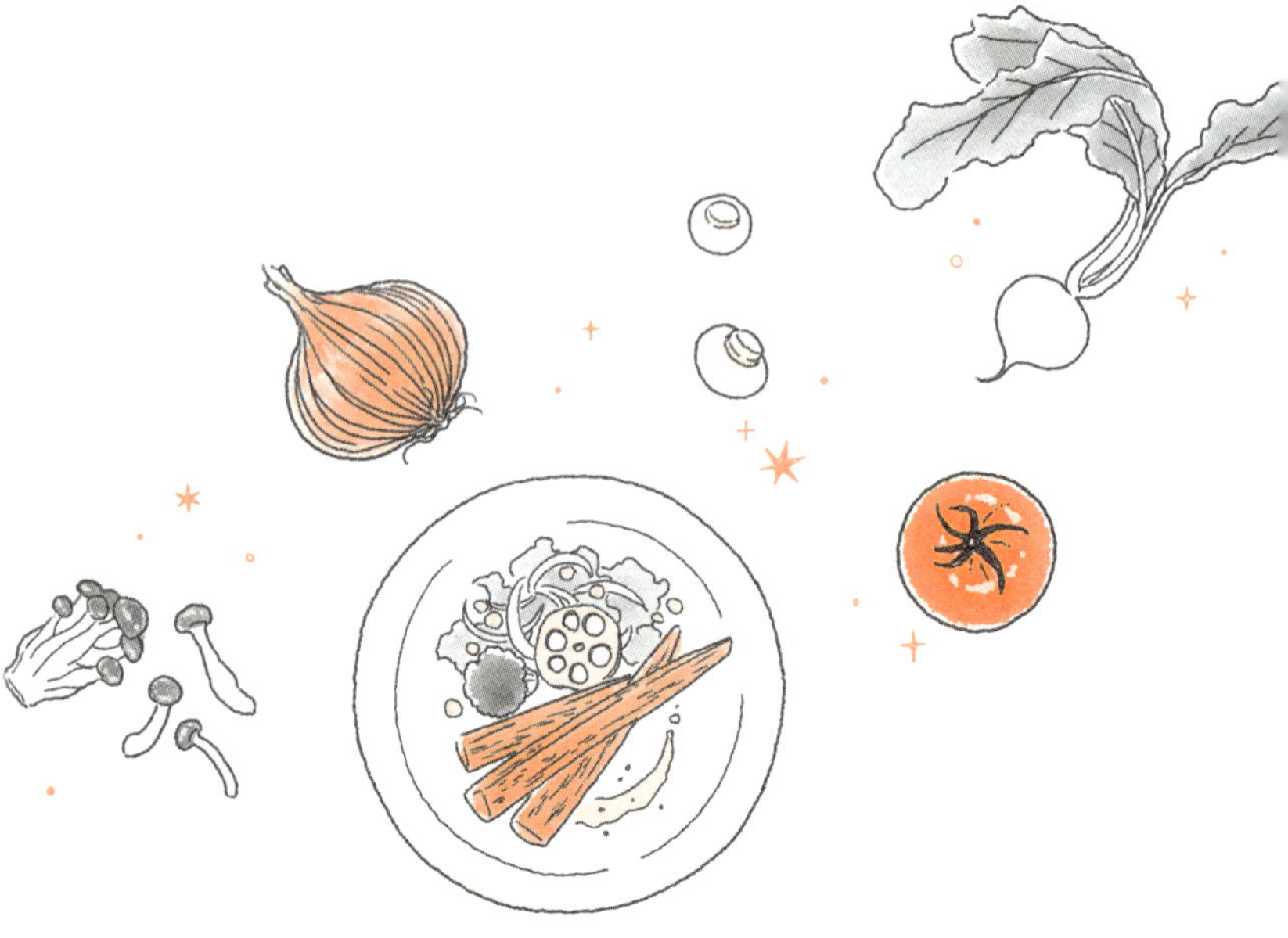

口に広がる幸せの余韻となって
心に残る。

まさに
「ヒーリングごはん」の原点。

ひとつひとつを光の存在として
活かしていく。
「ヒーリングごはん」を
楽しめる人が増えて
光り輝く人が増えたらいいなと
願いを込めて
この本を捧げます。

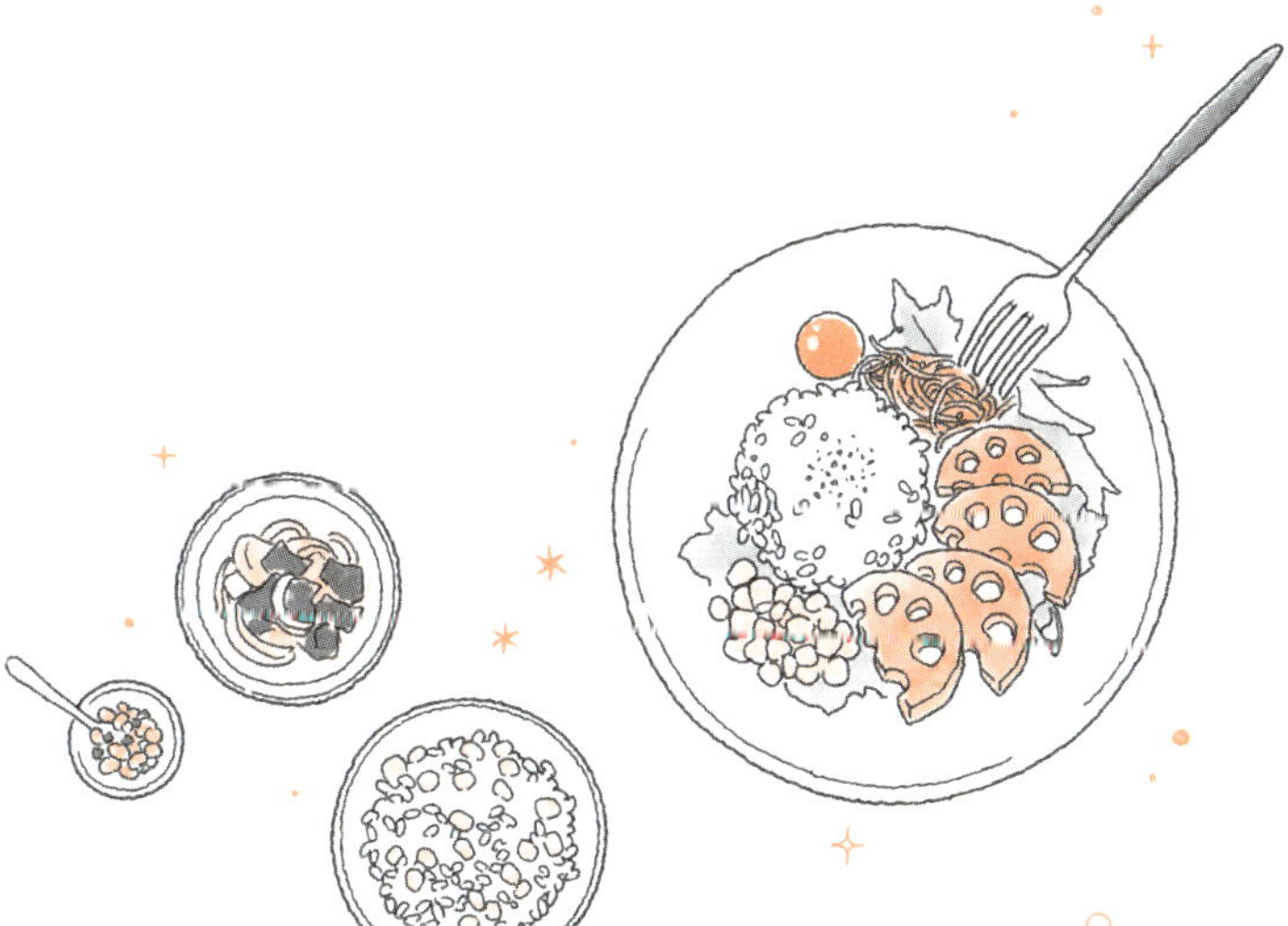

contents

第2章 ヒーリングごはんのキホン

第3章 春夏秋冬のヒーリングごはんレシピ

夏のレシピ

秋のレシピ

冬のレシピ

第4章　魔法の「ハッピーみそ汁」

第5章 毎日のごはんから、幸せになろう

message

サニーの一言メッセージ

「完璧や正しさよりも、心地よさと楽しさを」

眉間にシワを寄せて
イライラいろいろ作るより、
まずはニコニコと
かんたんにできることから
始めてみませんか？

第 1 章

自分を癒し、運もよくなるヒーリングごはん

ヒーリングごはんとは？

「ヒーリングごはん」という言葉を聞いてどんなイメージが浮かびますか。
食べたら癒される食事のこと？　もしかしたらそんな印象かもしれません。

癒しのごはん「ヒーリングごはん」を一言で表すなら、「食を通じて自分を整え、幸せになる方法」です。食べることはもちろん、料理の準備から片づけまでも含めて、「癒し」を生み、体と心を整えていくのが「ヒーリングごはん」です。

「ヒーリング」というと、スピリチュアルな感じがしてあやしい、わからない、と思われるかもしれませんが、難しいことではありません。
人間誰にでも必要な「自分らしく生きる」ためのもので「本来の自分に戻る」ために必要なことです。体や心が本来の自分らしく元気でいられるように癒してあげることはとても大事だと思いませんか。ヒーリングごはんは、それを食事を通じてより整えてあげるものです。

そうは言っても「なんでわたしだけ料理しなきゃいけないの？」「作るまでに時間がかかり、食べるのはあっという間だし、片づけにうんざり」「毎日の料理が面倒でしんどい」「健康料理が大事なのはわかってるけど、もっとかんたんにできないかな？」……そんなふうに感じることもあるでしょう。

もし、そう感じるとしたら、料理が大切だとわかっている証拠。だから食事を適当にしてしまうと罪悪感が生まれてしまう。でも、がんばり過ぎると疲れてしまい「なんでわたしだけ？」という不満が生まれてしまうのではないでしょうか。

それはどこかで、とてもがんばっているあなたがいるから。だからまずは、一生懸命にやった自分をしっかりねぎらってあげましょう。

もう1つ、あわただしい毎日の中で陥りがちなことがあります。それは時短料理をやっているのにストレスが減らないということ。
なぜでしょうか。

それは、時短料理をすることが目的になっているからです。

「料理は面倒、しんどいもの……だから時短にしよう」
時短を目的にすると、どれだけ時短レシピをたくさん学んだとしても、いつまでたってても根本のストレスは消えないでしょう。わたしもかつてそうでした。その沼から抜け出せずにもがいていましたが、それではもったいない。

実は時短料理には2種類あります。1つめは、料理が面倒だから時短にする。2つめは、食材も作り方もシンプルに美味しくするため、結果的に時短になる。「ヒーリングごはん」は、2つめの料理法です。さらに体も心も整えながら、美味しい料理をかんたんに作れるようになります。

「ヒーリングごはん」は、料理の準備から片づけまで、体や心を癒して、本来の自分を取り戻すこともできる料理法です。

「ヒーリングごはん」の特徴は主に3つあります。

1、シンプルに素材の力を引き出し、かんたんで美味しくヘルシー
2、すぐにできて、体まで整う
3、姿勢と意識を整え、自分をいたわる料理と食事

ということです。

具体的にこれからお伝えしていきますね。

料理を作るプロセスと食事を通じて自分を癒し、本来の自分を取り戻すことができます。そして、それを実践するのが「ヒーリングごはん」です。

15分で癒されるごはんにするには？

「15分で本当に癒されるごはんなんてできるの？」と思われるかもしれません。
もちろん、多品目の豪華料理を15分で作るなんて、人手がなければシェフでもかなり難しいでしょう。

しかし、「ヒーリングごはん」はそんなことをしなくてもできます。15分あれば十分できる秘密があるのです！

実際に学んだ方々からは、「15分あれば、外食しなくてもおうちごはんで十分満足できるようになった！」「こんなにシンプルでいいなんて、早く知っていたら過去に悩み苦しまなかったと思う」などと言われます。

15分の「ヒーリングごはん」にするためのポイントは3つあります。

それは、「とらえ方」、「準備」、そして「食べ方」です。

まず、「**とらえ方**」ですが、癒される食事にするために難しさや豪華さは必ずしも必要がない、ということです。「シンプルなごはん」でいいんです。

SNSをはじめメディアでも美しく飾る料理が多く流れているため、「たくさん作らなきゃいけない」と思ってしまうかもしれません。でも、もっともっとシンプルでいいよ、と自分にやさしく許可してあげてください。

「一汁一菜」のようなシンプルごはんでも、とびっきり美味しくすれば、体も心も満たされることに気づくでしょう。そして、逆にほっこり安心感すら覚えるはずです。

また、「**準備**」もとにかくかんたん。

手軽に揃えられるものでシンプルなステップで作れるように、第3章のレシピコーナーでは「魔法の作り置き」などを用意しています。体を整える作り置きや乾物、調味料を活用することで15分あればたいてい作れるごはんになっています。火にかけて煮る時間などまで含めると30分という料理もありますが、どの料理も準備は15分。かんたんにできます。

もちろん、時には「あっという間に15分以上キッチンに楽しく立てるから、今日はもっと作ろう」と思えることもあるでしょう。

作り置きも、乾物の使い方も、難しいことは一切不要。誰でもできるくらいかんたんなことです。

本書を読み進めるうちに、これまでの「料理はストレス」の概念が外れて、目から鱗が落ちるかもしれません。

最後に、「**食べ方**」です。

どんなにいいものを作ったとしても、「食べ方」が癒される方法でなければせっかくのものも台無しです。逆に、短い時間で作ったシンプルなごはんでも、食べる時の状態や環境を整えれば癒しになります。食べ方をちょっと変えるだけで、食べた瞬間から癒され度がアップしますよ。

わたしの講座でも、この3つのポイントを意識したことで「料理が苦手、嫌い」と言っていた方が抵抗なく「ヒーリングごはん」を作れるようになっています。

15分で取りかかりやすいように、癒される作り方のコツと食べ方は第2章と第5章に、癒されるレシピは第3章と第4章にまとめています。

ヒーリングごはんが生まれたきっかけ

「ヒーリングごはん」が誕生したきっかけは、わたしの人生のいくつかのターニングポイントにあります。

それは、大病した母も、わたしも食事を整えることで体調がすこぶるよくなったことです。

わたしの母はもともと体が弱く、よく体調を崩していました。わたしが幼い頃の記憶には、遠くの病院までお見舞いに行ったことや、学校から帰ると母が倒れていたり、寝込んでいる姿が鮮明に残っています。

少しずつ回復した母でしたが、50歳手前で大病を患い、体が思うように動かなくなりました。

医師からは「薬で症状をおさえるしかない」と告げられ、希望を失いかけていました。それでも諦めきれず、あらゆるサプリや健康ドリンクを試しましたが、根本的な改善には至りませんでした。

そんな中、「食養生」という方法に出会いました。食事を整えることで体調を根本から改善できるというものです。母が取り組むと、みるみる回復し、半年後にはまるで別人のように元気に生まれ変わっていたのです。

かつてわたしは食事をいい加減にし、ただお腹を満たせばいいと思っていました。料理も得意ではありませんでした。

それが、大病の母が少しでもよくなればと一緒に食事改善に取り組んだ結果、花粉症、肌荒れ、低体温、生理痛、胃痛、頭痛といった悩みがいつの間にか消えていました。

食事を整えることで、体が楽で生きやすくなり、人生を変える力があることに感動。**「食事は自分の人生を応援してくれるもの」**と気づき、「これを世の中に伝えたい！」という使命のようなものを感じた瞬間、稲妻が走るような感覚が起きました。勤めていた会社を退職し、体と心を元気にする食事を追求していく中で勉強と研究を重ねて伝え続けていった結果「ヒーリングごはん」は生まれました。

実際、面白い世界で夢中になりました。でも学び始めたばかりの頃は、厳格にやり過ぎてしまったことも。「これを食べるべき」「これは食べちゃダメ」そんなふうに母とわたしが厳密に取り組んでいたところ、父から衝撃の一言がありました。「好きなものを食べさせてくれ。楽しみを奪うな」

わたしはハッとしました。

失敗だったなと思うのは、正しさを追求し過ぎた結果、「楽しむ」ということを忘れていたことでした。このままでは逆に不健康だし、幸せな食と言えないなと考えを改めました。もう20年ほど前のことですが、早い段階で気づけてよかったです。

同じ頃、お世話になった食養生の師匠のお葬式であった出来事もきっかけでした。聞こえないはずの師匠の声が聞こえたのです。

「あなたは食の技術や知識だけでなく、心のケアも加えた料理を教えなさい。きっと救われる人がいるから」

何を食べると健康になれるかという知識だけに固執しない、正しさだけにとらわれないことの大切さを感じていたため、まさにこれを形にしていくことがわたしのお役目なのかもしれない、とその時感じたのでした。

それ以降、**「正しさよりも楽しさと心地よさ」を大切にする、**幸せにつながる食を研究することにしました。

そして、食事のことだけに執着しないで、心理学も融合させ心のケアも含めた料理とライフスタイルを目指していきました。

国境を超えた平和な食

わたしは**「誰もが同じテーブルで食べられる食事」**を大切にしてきました。その想いで「ヒーリングごはん」の研究を重ねてきたのには、理由があります。

大学卒業後、国際研修機関のコーディネーターをしていたわたし。

主にASEAN・東南アジアの人たちの研修プログラムを企画運営する仕事をしていました。宗教上、食べられないものが皆バラバラで、テーブルを分けて食事提供する場面をたくさん目の当たりにして、とても違和感を感じていました。

「みんなで同じものを同じテーブルで、楽しく美味しく食べることができたらいいのに……」という当時の想いが今のわたしのレシピ開発への原動力にもなっています。

また、あなた自身、またはご家族や知り合いがアレルギーで食事に困っていませんか？

家族の1人でも「○○が食べられない」となると、1人分だけ違うメニューにしなくちゃと頭を抱える場合は多いようです。

それなら、家族みんなが同じように食べられる食事の工夫ができたらと、アレルギーになりやすい食材を使わずに美味しくヘルシーにかんたんに作れるレシピを長年考案してきました。

アレルギー食というと、どうしても制限食となり窮屈で美味しくないイメージが起きやすいです。

しかし、使える食材の中から「もっと楽しく、もっと美味しく、もっとかんたんにするにはどうしたらいいか？」を常に考えています。

それというのも、学生の頃に途上国でガスも電気も水道もない暮らしを体験したため、**「すべては当たり前じゃない」**という感覚、ないものに着目するのではなく、**「あるもので工夫して作る喜び」**というのをより一層感じられるようになったのかもしれません。

体と心は食事で整える

「食べたものでわたしたちの体はできている〝We are what we eat〟」という言葉があるように、体に栄養を与えてくれているのは食べものです。

同じく、**心の栄養にもなるのが毎日の食事です。日々の食事を整えることで、体も心も元気になります。**

逆に、普段の食事をいい加減にしてしまうと、その積み重ねで痛い目に合うことも。何かを食べ過ぎて気分が悪くなったり、体が重くなって疲れた経験はありませんか。甘いものを食べ過ぎて、だるさと眠気が出て、何もできなくなったり……。

かつてわたしもそうでした。食事を適当にしていました。

しかし、その毎回の食事を「**人生の応援団**」ととらえてから、ガラッと人生が変わりました。

栄養はもちろんですが、作る時や食べる時の自分を整えていくことで、幸せな気持ちまで上がっていき、夢を叶えやすい自分になっていきました。

わたしだけではありません。

家族も、そして、わたしの料理教室で「ヒーリングごはん」を学んだ生徒さんたちにも同じことが起きました。

つまり、食事はただ食べればいい、お腹を満たせばいいというものではなく、そしてただの「栄養素」でもないのです。数字で考える栄養素を超えたパワーや可能性があるととらえ方を変えていくことで、奇跡は起きるのです。

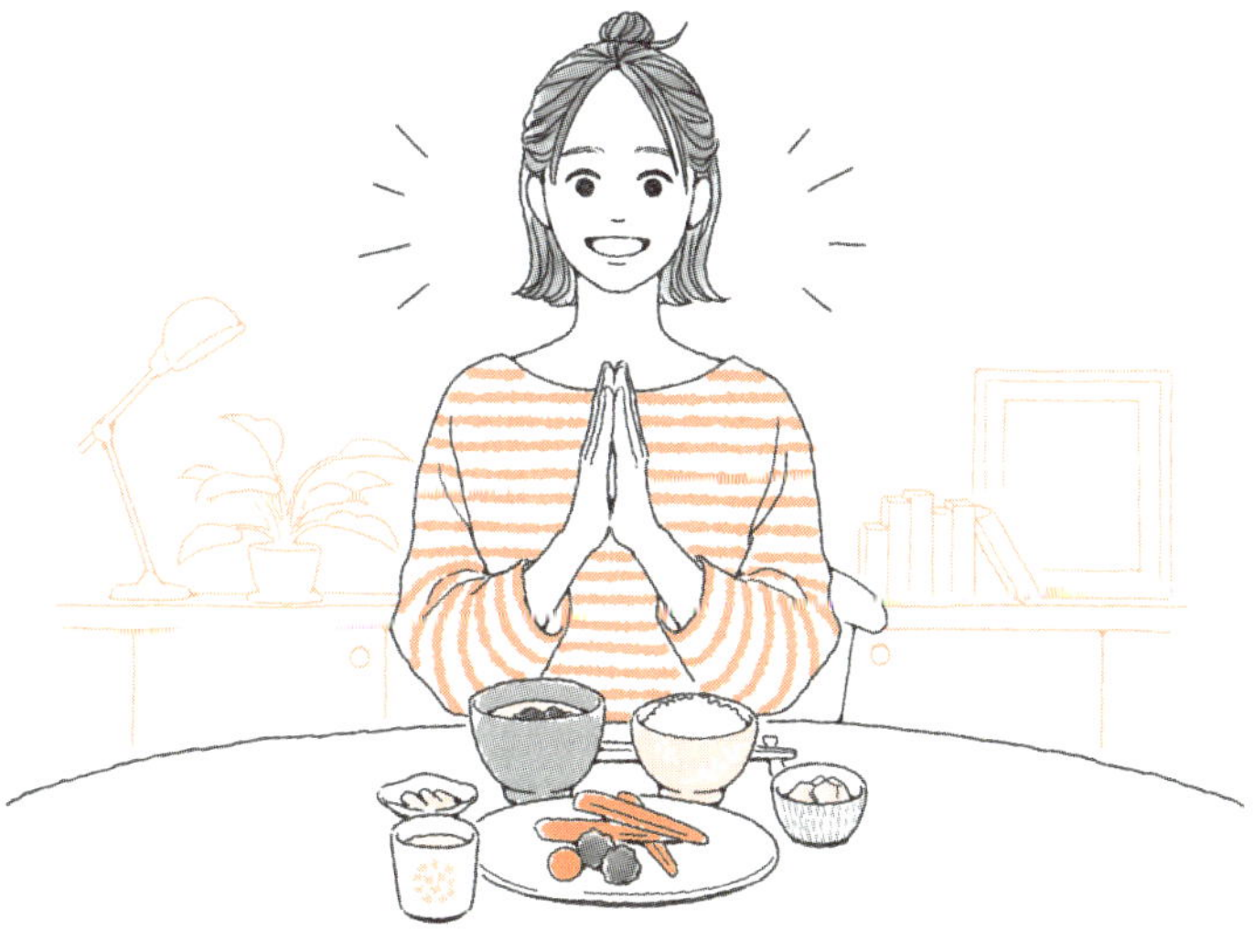

そしてもう1つ大切なことがあります。

それは体調が悪い時や胃腸が疲れている時に、無理に食べて栄養をつけようと思わないことです。

時には胃腸を休ませるためにも食事をひかえめにしたり、抜くことも大事。また、胃腸を休ませるおかゆなど、料理をがんばらない方がいいこともあるんです。

「何を」「どのように」作り、そしてどのような気持ちで食事をいただくかに意識を向けることで体も心も整っていきます。

疲れる料理でなく、自分を「癒す」料理へ

わたしの大切にしている言葉に「日日是好日《にちにちこれこうじつ》」があります。これは禅語で、どんな毎日も無事でよい日である、という意味から、今を精一杯生きることに努める大切さを説いたものです。

毎日を過ごす中で「よい」か「悪い」かだけで判断するのではなく、いかに「好ましい」日にするかと、前向きにとらえることが大切、ということ。小さな喜びの積み重ねで幸せになれるよ、という意味としても解釈ができます。

実は、「ヒーリングごはん」の中で大事にしているポイントにも通じるのです。まさに母の回復はそんな奇跡の事例の1つです。同様に、わたしも数々の体調不良が毎日の食事で改善しました。面倒に感じる料理も、大変だなと思うことも、毎日の

小さな積み重ねで、喜びと思えるようになり、次第に幸せを感じるようになります。**料理は「自分を整える時間」にもなるわけですね。**

現代に生きるわたしたちは、常にスピードを求められ、同時にいろいろと考えることが多くて、頭が忙しい。そのためにストレス過多になりやすいんですね。

では普段、ストレス解消のために、何をしていますか？　ショッピング、旅行、カフェやレストランなどに美味しいものを食べに行く、エステ、映画、音楽……。いろいろな手段でストレスを日々解消しているかもしれません。ストレスを癒し、心の平安を作るために、瞑想やヨガなどを通して、静かな時間をあえてとる人たちも増えてきました。もちろん、それらもすばらしいこと。

しかし、そのストレス解消は、実は料理でもできるんです。「**日日是好日」の教えでとらえ方を変えたら、料理で癒すこともできます。**それをまずは15分から始めてみませんか？

料理から人生も変わる

イメージしてみてください。目の前に2つの食器があります。

1つは大切に毎日ピカピカに磨かれている器。2つめは、適当に扱われてヒビも入ってるけれどなんとか使える器。

さて、どちらが今の自分の状況に近いでしょう？

わたしたちの体を器ととらえてみてください。大切に毎日磨かれている器と、適当に扱って疲れ切ったボロボロになった器、どちらによりよい未来が待っていると思いますか。

この器はこれからのあなた次第でどんどん変化する器です。**これからの人生で、自分をどんな器にしたいですか。**

いいチャンスをたくさん受け取れる器。人間が本来持っている自然治癒力も高まり、元気を保てる器。まわりの人といいつながりができ幸せに生きられる器……。

いいインスピレーション、運気、引き寄せ……幸せ体質になるには、自分の体（器）を整えることこそがまず大事です。そのための一番かんたんな方法は、普段の暮らしの中で食を整えることです。なぜなら、わたしたちの体は食べるものでできているから。

料理すること、食べること。

実際、「ヒーリングごはん」を実践してから「運気がよくなった」「家族関係がとてもよくなった」「これまでの自分の嫌な癖もなくなり生きやすくなった」など、言っていただくことがよくあります。

このように、毎日の料理、そして食生活というのは、わたしたちの体と心を作る基盤になります。習慣や思考、生き方までいい影響を与える土台作りなのです。その先には、人生まで好転していきます。

なぜ、ヒーリングごはんで運がよくなるのか

「ヒーリングごはん」を続けると運がよくなっていきます。しかも、自分の生まれ育った環境も才能も全く関係なく、運がよくなるのです。

それはなぜか？　大きく3つの理由があります。

1つめは、**食材の効能をかんたんにうまく取り入れる料理法によって、自然と体と心が整うためです。体と心が整えば、気持ちに余裕が生まれ、本来の自分らしさを取り戻し、いいものを引き寄せる力になります。**

癒しのごはん「ヒーリングごはん」は、自然を大切にした料理方法です。そのため、季節の食材や効能をうまく取り入れることを重視しています。難しい技術や知識は置

いておいて、とにかく旬や土地のものを大切に、できるだけシンプルにかんたんに毎日取り入れていきます。すると、自然のエネルギーを自分の体に取り入れることができるようになるのです。健康になるだけでなく、精神的にも落ち着き、体と心が整うから普段からいい引き寄せができるようになります。

２つめは、**幸せホルモンが分泌されやすくなり、自分らしく輝くからです。**

人間の脳は、さまざまなホルモンや神経伝達物質を分泌する力を持っています。その種類は１００以上もあると言われています。

中には心のバランスに大きな影響を与えるものがあります。

「幸せホルモン」とはその名の通り、心を楽しく元気にしてくれる大切なホルモン。特にこれらの3種類はよく知られていて、それぞれが違う働きを持っています。

1、オキシトシン

心に安らぎを与え、気持ちを前向きにしてくれるホルモン。

出産・子育ての時や、親しい人やペットとのスキンシップで分泌される。

「ヒーリングごはん」では、食材を扱う時にやさしい気持ちを意識して、癒しが起きるようにします。また、食べる時にも自分や家族とつながることを意識すれば安心感につながります。

2、セロトニン

日頃のイライラを解消してくれるホルモン。心身をリラックスさせる効果につながる。約9割が腸で作られ、腸内環境次第。

「目の前の食事は自分の最強の応援団」と思って五感を使ってゆっくり咀嚼して味わうことで、幸福感が出てきます。また、腸内環境も整いやすくなります。

3、ドーパミン

やる気アップにつながるホルモン。

達成感・やりがいを得ると分泌される。

「ヒーリングごはん」は、料理を習ったことがない人でも誰でもできるくらいかんた

んで、それでいて体まで整えることができる料理。また五感をしっかり使うため、自分で作った！　思いっきり楽しんで食べた！　という**達成感を確実に得られます。**

これら**3つの幸せホルモン「オキシトシン」、「セロトニン」、「ドーパミン」そのいずれもを、料理で取り入れ、整うようにしたのが「ヒーリングごはん」です。**

3つめは、**自分を大切にする料理法で、幸福度が上がるからです。**

よく聞くのが、「家族を優先にした料理ばかりしているから、自分が食べたいものがわからない」というがんばり屋さんのママたちの声。

家族思いであることはすばらしいこと。でも、自分の体と心を置き去りにしてしまわないでください。

「ヒーリングごはん」では、まずは作る人の体と心を大切にして、無理なく楽しく料理していきます。結果、幸せに感じる時間が多くなり、そんな自分でいるからこそ、運までどんどんよくなってしまうわけです。

自分が幸せを感じることは、脳科学的にも、「運がよくなる」と言われています。ごきげんでいられる選択を重ねることで、幸せを感じやすくなるからです。

運がよくなるには、自分で自分を好きになれるよう、自分を大切に扱うこと。自分がごきげんでいられるよう、心を配ること。自分を大切にする人は、他人からも大切に扱われるようになるから。

「ヒーリングごはん」でも大切にしているポイントの1つが、「心地よさ」であり、料理の準備から食べる時間、片づけの時間まで「自分を大切にする」ということ。

他人の尺度でなく、自分のものさしではかった「心地よさ」で選ぶこと。心地よさの積み重ねは幸せにつながります。幸せのものさしには、運気はもちろん、人を呼び寄せる力があるのです。

人生を動かし、自分らしく生きられる料理

料理が得意ではなく、毎日の自炊は面倒だと思って、いかに安く手抜きしてラクに済ませるか、なんて考えていた20代の頃のわたし。

仕事を終えて帰宅すると、すでにクタクタで何もやる気が起きない。レトルトのものをレンジでチンして食べる。

ちょっとがんばって1品でも作った日には、片づけが面倒になる。気づけば鍋やお皿などがシンクに山盛りで「今日は料理がんばったし、明日片づければいっか」と言いきかせて眠る。

翌朝、その片づいていない食器が山になったシンクを見てげんなりして、そのまま見なかったこととして、出勤。菓子パンを口にほうり込むようにして食べながら支度

をしたり……平日はその繰り返しでした。

今ふりかえっていても恥ずかしいくらい、ひどい食生活をしていました。

そんなわたしが食事を見直すようになって一番よかったことは、料理スキルが上がったことや体調がよくなったこと以上に、「自分らしく生きられるようになったこと」です。

もちろん、美味しく作れるようになること、楽々作れるようになることも大切です。けれども、それを上回るほどの本当にうれしい変化は、料理へのとらえ方が変わり、ものごとの見方まで変化していき、自分らしさ100%で生きやすくなったことでした。

30代に入るまで、自己肯定感がとても低く、他人の意見を聞き過ぎて「自分がないまま」でした。

人に合わせるのは得意でしたが、肝心なところで決断力がなくて、いつも優柔不断な自分が嫌でした。

自分には才能がないし、わたしには価値がない、自信もない、どうせわたしなんて……そんなふうにグルグル考えて落ち込むタイプでした。

それが、母の大病をきっかけに食生活を大きく見直し、体と心が整う料理の研究と取り組みに夢中になっているうちに、気づけばものの見方やとらえ方が変わっていたのです。

食材ひとつひとつに特徴があり、すべて違うように、わたしたち人間も個性があっていい。丁寧に食と向き合えば向き合うほど、野菜たちがいろいろと教えてくれるようになったのです。

「もっと大らかに楽しんだらいいよ」「ずっとつきっきりでなくていいんだよ。大事なところだけ手をかけて、後は見守る、放置で美味しくうまくいくんだよ」「笑顔でいてくれることが一番いいんだよ」など。

野菜が生き方まで全部教えてくれたのです。

それを誰でもかんたんに普段のごはんへ取り入れられるように「ヒーリングごはん」というメソッドとしてまとめました。

料理は、ただなんとなく作って食べて、お腹を満たすだけじゃ、もったいない。体や心を整えるだけでなく、人生まで好転させる可能性があるのだから。

ぜひ、本書を参考に、料理が楽しい！　幸せ！　という感覚、あなたがあなたらしく生きられる感覚を取り戻していただけたらと願ってやみません。

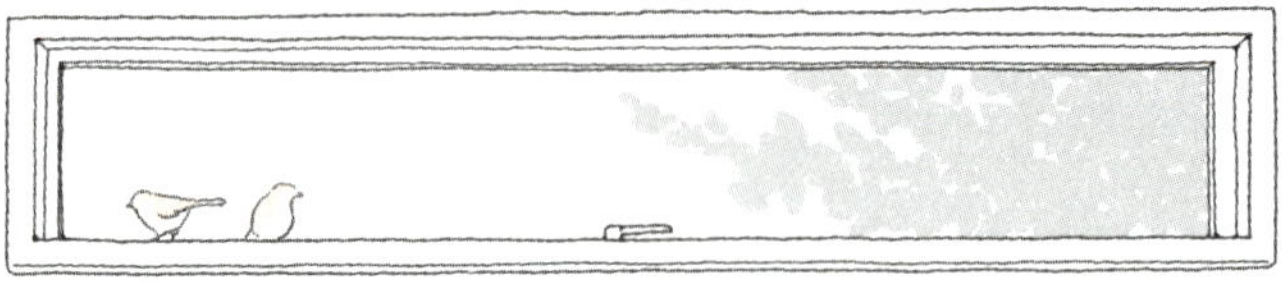

鳥のさえずりとともに
やさしい光が差し込む
朝のキッチン

野菜を刻む音
シャキッ　トントントントン

新鮮な香りが漂う
ふわっふわっ　クツクツクツ

目を閉じると
心地よい音と香りが広がる

笑顔がこぼれる
心もウキウキ

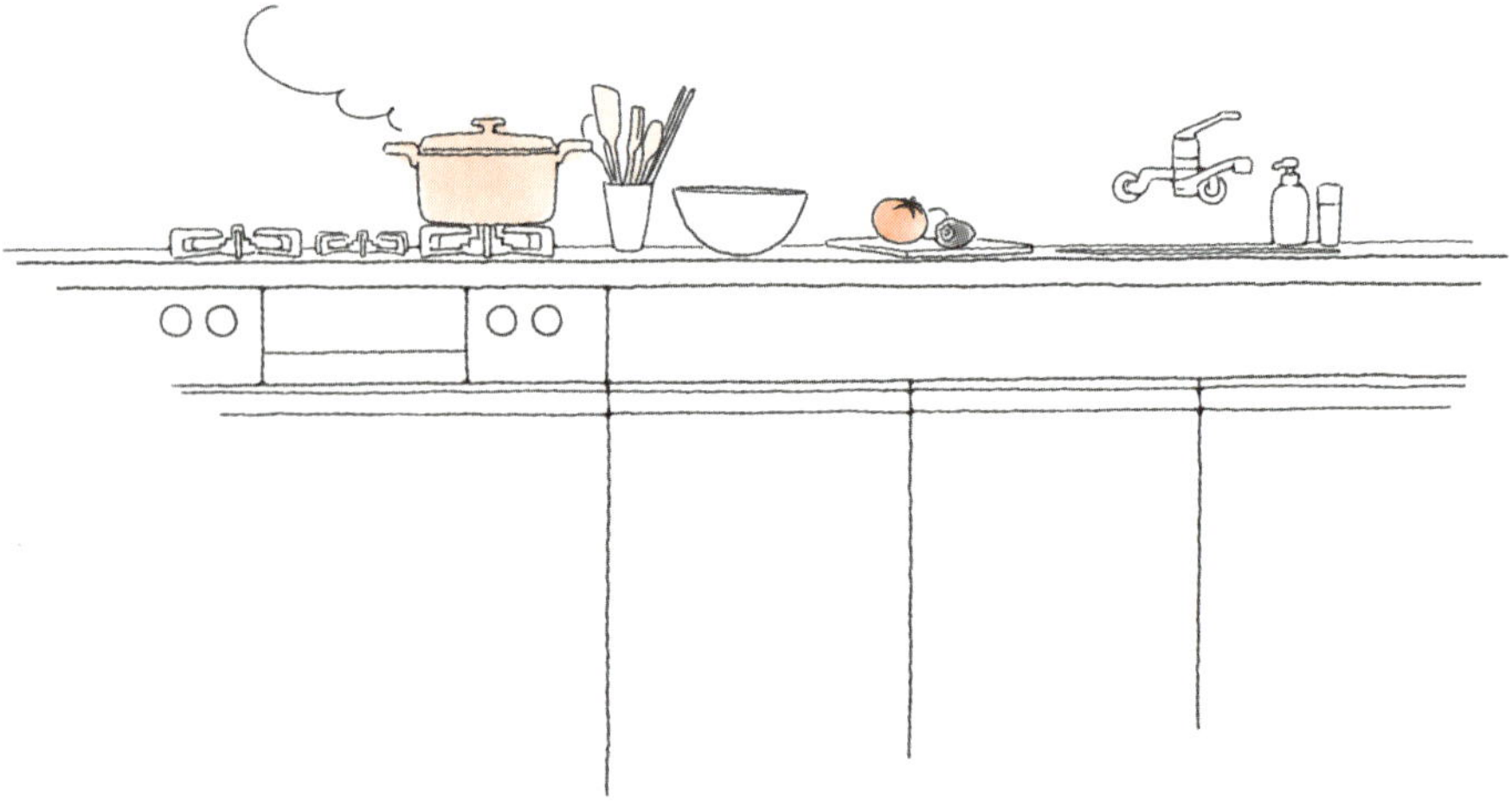

一口一口
大切に食べると
体が癒され
心がほどける

本来のあたたかな自分を思い出す

目の前の食事は
人生の応援団

毎日の食卓から
愛と笑顔が増えて
世界がやさしさで包まれていく

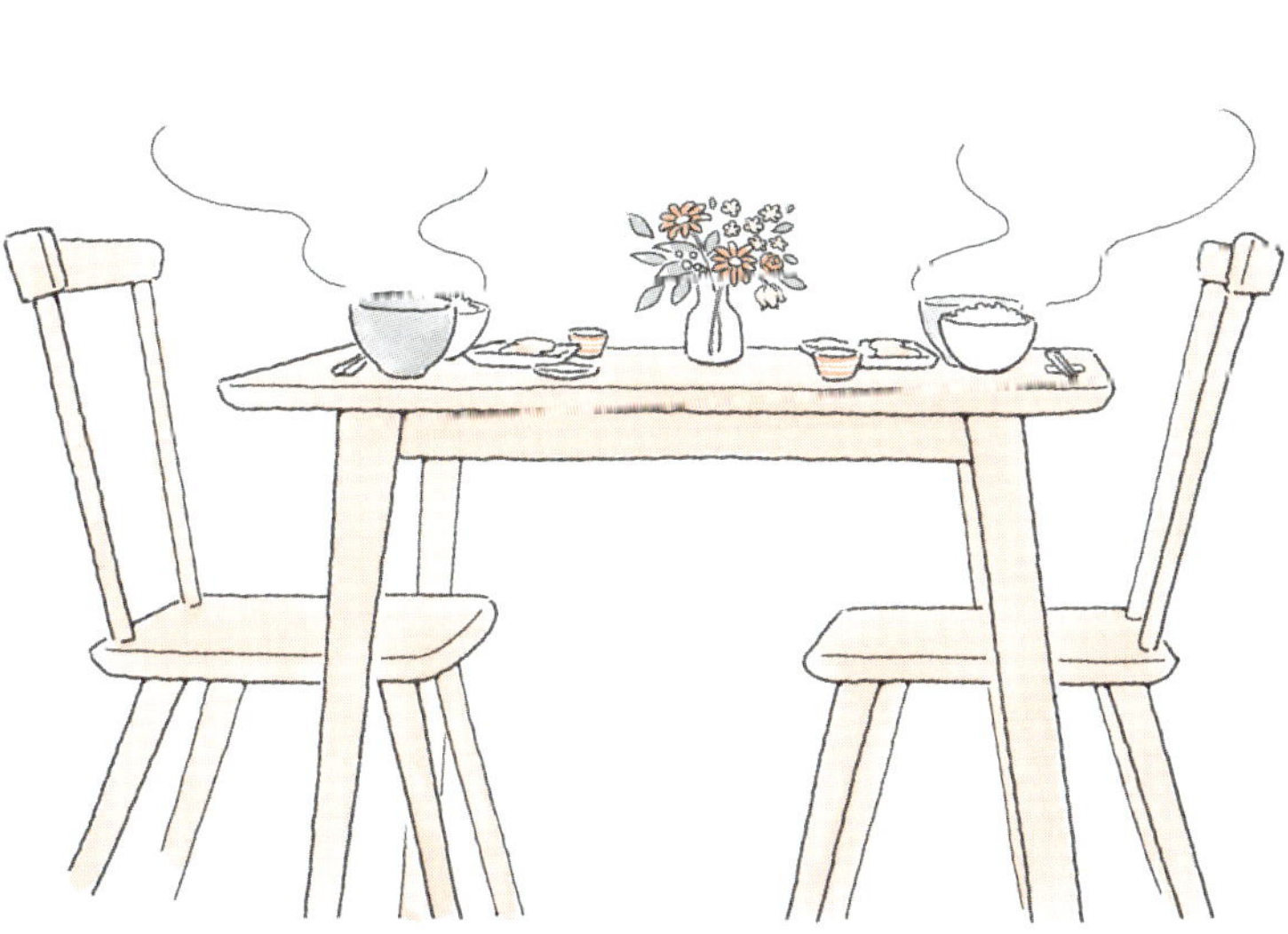

第 2 章

ヒーリングごはんの
キホン

料理の準備でも癒される

「料理をするための買い出しがそもそも面倒」

「あれ作ろう！　と思って張り切って食材を買ったのに、結局作れなくて、冷蔵庫でしんなりしてる野菜を見ると罪悪感」

「材料はいっぱいあるのに、何作ろう？　と献立を決めるまでに毎回1時間かかる。レシピ検索しているうちに迷宮入りして、毎度イライラしちゃう」


料理の準備って結構、大変ですよね。


時間もそれなりにかかりますし、この準備の手間を意外と家族は知らないまま「まだできてないの？　お腹すいたー！」なんて言ってくる。

「ちょっとは手伝ってよ！　この大変さをわかってよ！　がんばっているわたしをもっと褒めてよ！」

そう言いたくなるお気持ち、とてもわかります。ええ、痛いほどわかりますよ。わたしもかつては、料理準備って、なんて大変で面倒なんだろうと思っていましたから。

でも、あることをしたことで、普段のあわただしい生活の中でも、料理の準備時間がずいぶんと癒し時間になってきたと感じます。

その秘密はお金が一切かからずに誰もができることです。

一言でお伝えするならば、「とらえ方を変える」ということ。 料理が嫌だな、と思っていてあまりキッチンにも立ちたくないという人はたいてい、「料理＝面倒な作業」という公式が頭の中でできてしまっているのではないでしょうか。

でも、こう考えてみるのです。

「料理時間＝自分を整える時間になるかもしれない」

このように、少しでもポジティブな可能性を観てみます。

毎日忙しさで追われるわたしたちは、いかに早く作り、いかに早く食べて、他のことをしようと思ってしまうのも仕方ないですよね。

効率化を求めてさまざまなことが進化してきましたが、果たしてそれだけで本当に幸せになっているでしょうか。効率化はすばらしいことですが、一方で無駄に見える「空白の時間」を持つことも重要視されています。

それは瞑想やヨガなどの人気があることからもわかります。料理の準備時間も、全く同じことが言えると思うのです。

料理の準備段階こそ、自分の「静かな時間」を持つ時。買い出しも面倒な作業ではなく、食材を選ぶ時に感度を高める時間、切る時も自分の心を磨く時間ととらえたら、どうでしょうか。

わたしはそのようにとらえるようになってから、前よりも確実に楽に楽しくなりました。

そして、生徒さんたちも、とらえ方が変わってからストレスがなくなって楽しく没頭できるようになったと口を揃えて言っています。

野菜を選ぶ時、洗う時、切る時……。すべての工程が愛おしく、自分しつながる時間になります。一気にそうとらえられなくても大丈夫。少しずつそんな気持ちで取り組んでいるうちに、いつのまにか気持ちが楽になって癒されているはずですよ。

毎日スマホやパソコンなどを見過ぎて、疲れていませんか。時々、体も心も休めませんか。

「週に120分以上自然の中で過ごすと健康と幸福感の向上につながる」という研究結果もあるくらいです。デジタルばかり扱うのではなく、自然に触れる。頭で考え過ぎずに、心で感じてみる。外に出かけなくても、料理を通じて、自然な食材と触れていたら「自然とともに生きる」ことにつながります。特別なことをしなくても、それが幸せへの近道になります。

料理を幸せ時間にするには

突然ですが、食材の気持ちを想像したことがありますか。
目の前の食材が「自分」だと思ってみるとわかりやすいかもしれません。

雑に扱われたり、イライラしながら切られたり、何か他に考え事をされながら切られたり炒められたり……同じ行為をされるなら、心を込めて洗ったり切ったり、調理されたりされた方がうれしい！　そんな気はしてきませんか？

まさに、これが食材の気持ちです。**食材も大切に扱われたら、たくさんいいエネルギーを発揮して、がんばって応えてくれます。**

わたしはこのことに気づいてから、ある実験を重ねていきました。同じ道具、同じ材料、同じ調理法で、態度と気持ちだけを変えて作るという実験です。
すると、イライラして作ったり、考え事をしながら作ると、驚くほど味まで変わる！　ということが起きました。

イライラして作った時の料理が美味しくなかった、という経験は、多くの人があるかと思います。それくらい、料理をする時の気持ち、姿勢というのは大事なんですね。

料理はあなたや家族の究極の応援団。体・心・人生を全力でサポートするチアリーダーのような存在。

おうちごはんはシンプルでいい。時間がなければ1品でいいから心を込めて作る。これなら15分でできます。食べる人のことを想い、やさしい気持ちで作ることで、心がホッとするごはんができます。

ヒーリングごはんの大切なポイント

今日の食事でどのように食べたか思い出しながら、この後の大切なポイントを読んでみてくださいね。ポイントの最後に「しつもん」がありますので、自分に問いかけてみてください。

1、今に集中

「今に集中」とは、料理や食事の瞬間に意識を向け、心を込めてその時間を味わうことです。

現代の忙しい生活の中で、わたしたちはつい過去や未来に思いを巡らせ、目の前の瞬間を見過ごしがち。**しかし、料理をする時や食べる時に「今」に集中することで、食事は単なる栄養補給ではなく、体と心を豊かにする最初のステップとなります。**

テレビやYouTubeを流しながら料理をする。スマホを見ながら食べる。忙しさゆえに、ついついやってしまいがちなことではないでしょうか。

でも実は、「ながら料理」や「ながら食べ」は逆にパフォーマンスが悪くなるってご存知でしたか？　同時進行でやることで逆に料理は味が決まらないなど時間がかかり、美味しくできません。

食事においても「ながら食べ」することで消化に悪く、せっかく食べたものの味の記憶もなく豊かに味わうという本来の楽しみも半減してしまいます。

「今に集中」することで、食事の時間は特別なものとなり、心身ともに癒され、内側からエネルギーが満ちていくのです。

しつもん

今日、食事時間に集中できましたか？

2、五感を使う

日常の中でどれだけの「心を動かす」ことをしていますか。
普段の料理で心を動かしていますか?
五感を使っていますか?

きっと9割の方が「そんなこと、やってられない」とこたえるでしょう。

でも、料理ストレスを軽減するコツの1つが「五感を使うこと」と聞いたら驚きますか?

五感を使って料理をすることとは、単に食事を準備する以上に、体と心を癒やし、豊かにするプロセスです。食べる時も同じで、大切なステップを一言で表すなら、よく愛《め》で、香って、噛む音と食感を楽しみ、舌でも味わう、ということです。五感(視

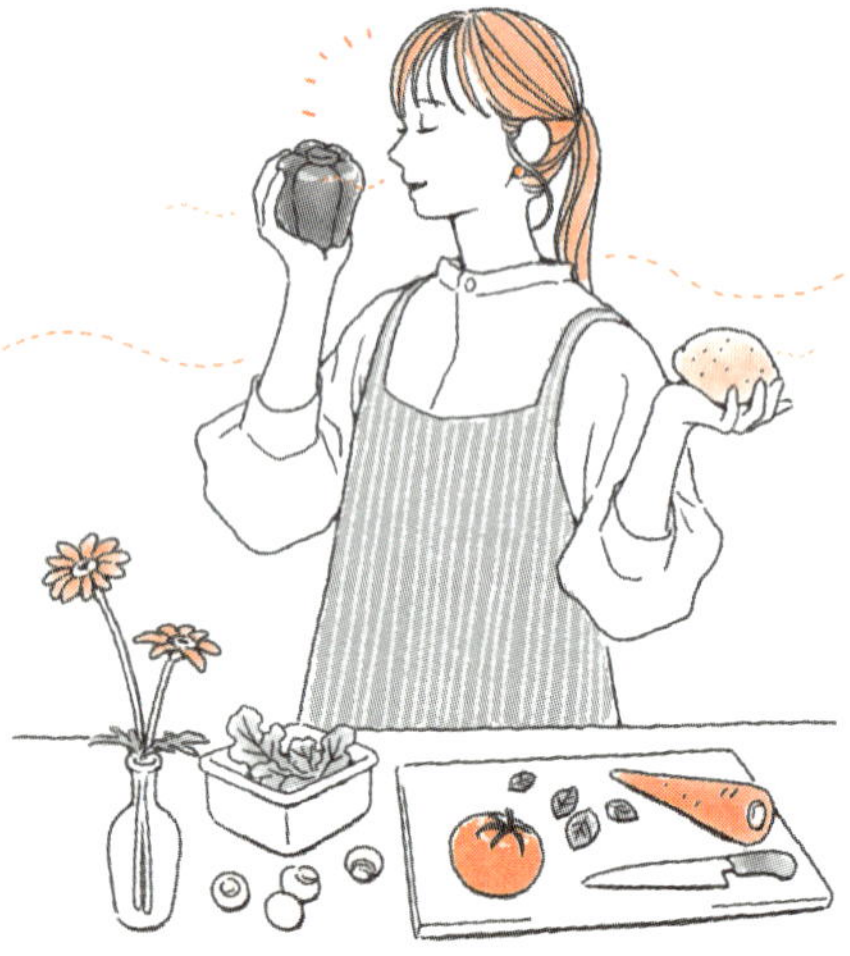

覚、嗅覚、聴覚、触覚、味覚）をフルに活用することで、料理も食事も癒しの行為となっていきます。

五感を意識しながら料理をすることで、忙しい日常の中に癒しのひとときをもたらし、セルフケアとしても非常に効果的です。料理は、生きるための行為であると同時に、自分自身を癒すための時間でもあります。

しつもん
どんな香りや味を楽しみましたか？

3、心地よさを大切にする

「これは食べちゃダメ」「あれを食べなきゃダメ」など頭で考え過ぎたり、「自分1人だし、適当でいっか」と自分をないがしろにしていませんか。「ヒーリングごはん」では、自分の心地よさを大切にする料理をすすめています。

もちろん、食材には体調に応じて体と心を整えるパワーがあります。けれども、心をときめかせず自分の心を置き去りにしてまで無理して食べることはありません。**自**

分の心が少しでもときめくような時間となるように、楽しんで作れる、楽しんで食べられる工夫をすることはとても大切です。

料理をする前に、「どんな食卓にしたいかな？」と食べる時のイメージをしてから料理にとりかかるとより心がワクワクします。料理のリズムや食材の手触り、香りに集中し、心地よさを感じながら作ると、料理が楽しい体験へと変わっていきます。

しつもん

どこに心がときめきましたか？

4、「ありがとう」の気持ちをのせる

ここで心身ともに整えつつ、食事も美味しくする大事なポイントの1つをお伝えしますね。

それは**「ありがとう」の気持ちをのせて作り「ありがとう」を感じて食べ「ありが**

とう」の気持ちで片づけること。

「ありがとう」は最強のエネルギーなので、「ありがとう」を感じてのせていくことで、体だけでなく心まで整います。

最初はうまく思えなくても大丈夫。小さな「ありがとう」を見つけることを意識していけば次第にできるようになります。シンプルな料理でも、感謝するだけで美味しさも増すので、お得な習慣でもあります。毎日の食事から、いつのまにか小さな幸せを見つけられる習慣がついているでしょう。

料理の効率ばかり追うと、小さな喜びにすら気づけません。ありがたいことだなぁっていう小さな幸せはすぐそこにあります。「ヒーリングごはん」に取り組むことで、それに気づきやすくなります。

しつもん

今日のごはんで、どんな「ありがとう」が見つかりましたか？

5、調和する

「調和する」とは、料理や食事を通じて、わたしたちの体と心が自然や食材、さらには自分自身とバランスよくつながることです。

「ヒーリングごはん」において、調和は非常に重要な要素で、料理を作る際にも、食べる際にも目指したいポイントです。

調和とは、異なるものがバランスよくまとまりお互いを活かし合うこと。料理方法でたとえるならば「和《あ》える」ことがまさに調和です。それぞれの食材が単独で存在するよりも、ともに存在して協同することで、より高度ですばらしいものにバージョンアップできます。

そのためには、それぞれの食材が活きるように合わせていくことが必要。例えば、味が強過ぎるドレッシングや調味料でその味しかしない料理だと、何を食べているかわからないこと、ありませんか。それは調和していないということです。

準備から料理中も食べる時も調和を心がけたものは、とてもやさしいエネルギーが流れます。それはひとつひとつをきちんと「観て」「引き出し」「和する」ことをしているからです。

また、調和は食事を楽しむ環境や心の持ち方にも深く関わっています。感謝の気持ちで食事を味わう時、体も心もリラックスし、食事の時間が、体と心を癒す特別なひとときとなり、自然のサイクルと調和しながら生きる喜びを感じられるのです。

「調和する」という考え方は、「ヒーリングごはん」の本質であり、心身のバランスを保ち、日々の暮らしを豊かにするための大切な鍵です。

この5つの大切な鍵をおさえながら、料理したり食事を重ねていくことで、食の神様が応援してくれ、まさに奇跡のようなパワーが食から起きます。

しつもん

食材の調和を楽しめましたか？

ヒーリングごはんは、作りやすいやさしい薬膳

「ヒーリングごはん」は、かんたんな薬膳がベースになった料理です。薬膳とは、古代中国の医学理論、東洋医学に基づいた食事のことです。

そう言うと難しく聞こえてしまうかもしれませんが、その薬膳をもっとかんたんに、もっとシンプルに、誰にでも取り入れやすくしたものです。

使う材料も輸入品に頼らず、その土地にあるものを使います。食材の持つ特性を活かし、体質や季節に合わせた食事を作るのです。

薬膳の基本的な考え方は、「食べものは薬」ということです。毎日の食事が体を整えるものになります。つまり、食材の選び方や調理方法によって、体のバランスを整え、心身を健康に保つことができるという考え方です。

例えば、乾燥する季節には、潤いを高める食材（例えば、白ごまなど）を使ったりします。

また、お子さんのテスト前にストレスが溜まりやすい時にはガミガミ「勉強しなさい！」と言う代わりに、リラックス効果のある食材（例えば、柑橘類など）を使うなどの工夫をした方がお互いにとって楽ですね。

そういったことも「ヒーリングごはん」では行えるようにしています。

「ヒーリングごはん」では、こうした薬膳の考え方を取り入れています。難しい技術や特別な材料を使わずに、スーパーなどで手軽に手に入る食材で、かんたんに作れるのが特徴です。

毎日のごはんを作って食べるという行為は誰もが欠かせないこと。せっかく行うのです。少しでも体と心を癒す「ヒーリングごはん」を通じて、毎日の食事から本来の元気な体を取り戻し、幸せをもっと感じてみませんか。

陰陽五行や心理学を含めた〝かんたん〟料理

仕事や家事、勉強をがんばった後、「甘いものが食べたい」「ビールを飲みたい」などと思ったことはありませんか？

もしくは、夏の暑い時期には生のきゅうりに塩をつけて丸かじりするのがとびっきり美味しく感じたり、寒い冬には、コトコト煮込んだみそ田楽がたまらなく体にしみわたったり……。

これらのことはすべて、さりげなく無意識のうちに薬膳の知恵を体感しているんですよ。薬膳の用語では「陰陽五行」ということになりますが、難しいことではありません。

食材は冷やすものと温めるものという陰陽に分類され、これにより体のバランスを整えます。例えば、夏には体を冷やす食材を、冬には温める食材を取り入れることで、

自然と季節に応じた適切な体調管理ができるようになるわけです。

また、五行説では、5つの臓器（五臓）に対応する食材を取り入れることで、健康を保つことができるとされています。

五臓とは、肝《かん》・心《しん》・脾《ひ》・肺《はい》・腎《じん》の5つの体の機能で、西洋医学の臓器とは異なります。

それぞれ主な働きを一言でかんたんにまとめると、肝は、血を貯めておくところで自律神経も関係します。心は、血を循環させ、心や気持ちにも関係するところ、脾は、食べたものを栄養や水分に変えるところ、肺は呼吸を整え全身に気も巡らせるところ、腎は、水分を貯めて排泄をし、成長や精力にも関わるところ。

大事なことはこれらを暗記することよりも、普段からどんな食材をとって整えられるかということになります。それが体感できるレシピを第3章にまとめました。

わたしたちの体は心と一体となっています。そのため、どんなにスキルを磨いて料

理技術を高めたとしても、心が追いついていなければ楽しく感じられず、満足できないと気づきました。

そこで、心理学の要素を取り入れることで、もっと楽に、もっと楽しく、軽やかに料理に取り組めるようにしました。食材の色や香り、五感を使った調理方法によって、リラックス効果や集中力向上など、料理を通じて心の健康までもサポートします。

東洋思想では「陰」や「静」「無」の時間を大事にする考えがあります。この視点を取り入れ、もっとやさしく自分を大切にするような料理方法ができないかなと考えたのが「ヒーリングごはん」です。

このように、陰陽五行、東洋思想、心理学を融合させた「ヒーリングごはん」は、日常の食事から心身の調和と健康を実現するためだけでなく、「**わたしがわたしらしく、生きやすくなる」新しいアプローチの料理の実践哲学です。**

誰でもすぐに始められる薬膳

手軽に薬膳を取り入れる方法としては、薬味を使うのが一番かんたんな一歩になります。「薬味はおまけだから、なくてもいいでしょ」と思って使わずにいたら、かなり損しているかもしれません。

薬味は「薬」という漢字が使われ、もともとは加薬《かやく》とも呼ばれていたくらい。

中でも、日本の薬味は最強で、昔から薬効のある食材として大切にされてきました。例えば、夏は冷奴に生姜やねぎなどが添えられていますよね。あれも、ただ単に味がいいからだけではないのです。意味があっての組み合わせです。

薬味と言えば……ねぎ、生姜、ニラ、ミョウガ、にんにく、三つ葉など、これらの薬味をうまく取り入れることで、薬膳的な効能もアップします。

例えば、**①肉、魚、卵も消化しやすくなる、②体の冷えを予防できる、③食欲も増す、**というように、料理に取り入れるとメリットだらけ！

同様に、スパイスも少し足すだけで効果が加わるため、おすすめです。シナモン、生姜パウダー、クミンやカレー粉など、好きなスパイスをひとふりするだけで味も香りも豊かになります。シナモン、生姜パウダーは温める効果があるし、クミンやカレー粉には胃腸ケアをして食欲増進する効果があります。

毎日、**時間がなくてたくさん料理できない、という方でもお手軽にできる、はじめの一歩。**薬味やスパイスはトッピングにもちょい足しにも使えますから、これらの効能を把握して整えることでかんたんな薬膳を取り入れていることにもなります。

食材選びよりもまず大事なこと

「オーガニック食材がいいとは思うけれど、毎回買うなんて難しい」

そんな声をよく聞きます。もちろん、よりよい食材を揃えるのも大切なこと。けれども、もっと大切なのは**「質のよい調味料を揃えること」**です。

わたしのレシピをパッと見すると、「これだけの材料で本当に美味しくなるの？」という半信半疑な気持ちになるかもしれません。一般的によく使われるコンソメ、顆粒だし、中華の素、小麦粉、バターなどの乳製品も、砂糖も使わないからです。

また電子レンジも使いませんが、時間もかからず、お鍋1つでだいたい5分から15分以内の準備で1食ができてしまいます。その秘訣の1つが**「質のよい調味料を揃えること」**なのです。

もし、調味料を味を整えるためだけに使っていたとしたら、とてももったいないのです。

もちろん、味を整えるのがもともとの目的なのですが、実は質のよい調味料を使うと、味も決まりやすくて、サプリのような役割もしてくれて、美と健康の貯金までできる。それならかなりお得じゃないですか？

だからこそ、わたしはとにかく「食材よりも前に、まずは調味料から整えてみて」とお伝えしています。

一番最初に整えたい調味料は、よく使うみそ、醤油、塩。次に、油と酢。

基本の考え方としては、「化学調味料（アミノ酸など）や人工甘味料など、添加物の入った調味料を使わない」こと。

よく発酵食品は「腸内環境が整う」と言われていますが、それは老廃物を分解する力があるからです。

調味料なら、みそや醤油や塩麹など。これらの効果をよりよくするなら、伝統製法で無添加のものを選ぶことです。

一般的には大量生産やコスト削減のため、発酵の過程を省略して、代わりに添加物を入れていることが多いのが現状です。美と健康の効果まで高めるためには、余分な添加物などが不使用のシンプルな材料で作られたものを選びたいですね。

※調味料の選び方に関しては『私を整えるごはん』（WAVE出版）にさらに詳しく記載しています。

光と音と食

「毎日忙しくて、体も心もしんどい……」ということもありますよね。料理をがんばれない時もあるでしょう。そんな時は、シンプルな料理のまま「食事の環境」を工夫してみてはどうでしょうか。

1日の終わりに、キャンドルだけの灯で食事をするだけで癒されます。

炎の「オレンジ色」と「1／fゆらぎ」には副交感神経を優位にする力があり、体も心もリラックスできるからです。

これも、留学や海外の友人宅で滞在してきた中でわたしが感じた「幸せな食卓作りのコツ」の1つです。

キャンドルがある生活をするだけで、豊かな気持ちになれる。ゆとりが生まれる。

ゆったりした時間、今という瞬間を感じられ、心にゆとりが生まれます。

より心を落ち着かせるためにもキャンドルを選ぶコツは、自然由来の蜜蝋キャンドルがおすすめです。自然素材でできていない人工的な香りがきついと、せっかくの食材の自然な香りがわからなくなってしまうため、それだけは気をつけたいところです。

光を味方にすると、食事がよりかんたんに整うのでおすすめです。音も同じくらい大切です。

α波が出るようなリラックスできる音楽を流すのもいいし、あえて音楽などかけずに食卓の音に集中して味わうのもいい。自分がどうしたら心地よくなれるか、これが一番大事なことです。

第 3 章

春夏秋冬の
ヒーリングごはんレシピ

料理を始める前に、大切なこと

レシピコーナーに入る前に、料理をする時に大切なことをまとめておきますね。
もしかして、こういったことでつまづいたり、料理ストレスが溜まっていませんか。

□気持ちがのらないことがある
□レシピ通りにやらないと気が済まない
□やっぱり料理は面倒と思ってしまう

もしも1つでもあてはまったら、以下のことを心がけてみてください。

1、無理なくやってみる

「絶対これじゃなきゃできない」ということはありません。例えば、調味料の1つとして、「塩麹」がレシピに時々出てきます。

しかし、普段から使わない方もいらっしゃるかもしれません。それを使うことですぐに味が整って美味しくなり、腸内環境も整い、時短にもなるからおすすめはしていますが、絶対ではありません。

その際、塩を使ってもできるように記してありますので参考にしてみてくださいね。その他の材料も同じです。できるだけ置き換えができるように代わりになるものを記載したり、ポイントのところにまとめてあります。

2、自分の体調や心にしたがって作ってみる

レシピや調理方法の基本をおさえつつ、自分のその日の体調や気分に合わせてアレンジもできるようになっています。

そのため、レシピの前後にその応用ポイントやコツも記載していますので、チェックしてみてくださいね。

「ヒーリングごはん」では、今の自分に合った食材や調味料を選び、体と心が喜ぶような料理を楽しむ姿勢を大切にします。

例えば、体が疲れている時は消化のよい食材を選んだり、心が落ち着かない時は香りのよい食材をトッピングしたりなど、かんたんなことでもできることがたくさんあります。

疲れてやる気が起きない時に、さっと作れるレシピには★印を付けていますので、お役立てください。

3、思い込みを外し、とにかく楽しんでみる

「ヒーリングごはん」でご提案する料理法は、時に一般的な料理とは違うことがあります。例えば、「ブラウンシチューと言えば、お肉が入らないと美味しくできない」「コロッケと言えば、揚げないといけない」など、いろいろな固定概念があるかもしれません。

しかし、「ヒーリングごはん」では、よりシンプルに素材を活かした料理にしているため、食材の使い方や料理の工程が違うことがあります。**材料や調味料も余計なものは削ぎ落として、効果を最大にしていますので、まずは実験と思って楽しんで作ってみてください。きっと目から鱗が落ちるでしょう。**

また、「ヒーリングごはん」では、びっくりするようなエコ料理も多いです。野菜のヘタ・皮・ワタ・種も活用します。

一般的には、それらは、ほぼ捨てられているのではないでしょうか。

おそらく、薬効や安全性を知らないから捨てられているだけ。わたしは学生時代の途上国での経験や「農家の娘」というのもあり、いかに捨てずに丸ごと活用できないか？　とずっと研究してきたので、こういうレシピが生まれています。

地球にも野菜にも人にもやさしいレシピは意外にも美味しくなるから試してください。活用できるようになると、きっと、さらにやさしく幸せな気持ちにもなれるでしょう。

15分で癒されごはんにするための魔法レシピ

ここでは、便利で美味しいというだけでなく、デトックスまで叶って体が整い、応用が無限大になる、本当に便利な最強の作り置きをまずご紹介します。

現代人に多いのが「毎日脂っこいものや味の濃いものばかり食べてしまう」「疲れやすくて、体がだるい」「便通が悪く、臭う」「体臭が気になる」「外食が多くて胃が疲れている」という状態。こんな時、実は老廃物が溜まっていたり、中性脂肪が高くなっている可能性があるんです。無理なダイエットなどで、体は痩せているのに中性脂肪が高いという人も増えています。それを薬で症状をおさえるより、食事で根本からかんたんに整えることができたらどうでしょう。

また、症状が今特になかったとしても、健康体を維持するために「胃腸を整える」ことは最重要です。そのために、**料理のハードルを下げて、かんたん料理が可能にな**

る魔法のレシピを考えました。それが、きのこと玉ねぎを使った「きのたまちゃん」です。薬膳的にも、胃腸のケアとともに、血液をきれいにしてくれる効果があります。

また、老廃物など、余分にとり過ぎた中性脂肪をやさしくケアしてくれる逸品です。でも、毎日作るとなると、料理のハードルが高くなってしまいそう。そこで考えたのが、作り置きも応用も幅広くできる万能レシピです。誰でも作れるくらいかんたんで、美味しく、便利で、応用が無限大になる優れもの。作った方は、「どんなに忙しくてもこれだけは続けていて、本当に便利です！」とおっしゃってます。さらに、「きのこが大嫌いでしたが、きのたまちゃんを半信半疑で作ってみたら、美味しい！　と感じられるようになったことに驚いています。さらにうれしいのは、体の調子も肌の状態もよくなったような気がします」など、たくさんの感動が生まれています。

外食が多くなりがちな現代人にピッタリなきのたまちゃん、かんたんで材料もお手軽ですので、ぜひご活用ください。

recipe
万能レシピ

現代人にぴったりの魔法のレシピ

きのたまちゃん

材料（作りやすい分量）

きのこ（まいたけ、えのき、しめじ、エリンギなど、きのこなら何でもＯＫ）…２００ｇくらい

玉ねぎ…大2個（きのこよりやや多め。きのこ：玉ねぎ＝４：６位で作ると使いやすい）

塩…ふたつまみ

作り方

①きのこは石づきを取り、ほぐす。玉ねぎは、回し切り（薄い櫛形切り）にする。

②鍋底に塩ひとつまみをふるい、①のきのこ、玉ねぎの順に平らに並べる。上から塩ひとつまみをのせ、蓋をして中火にかける。フツフツしてきたら弱火で約15〜20分。

しっかりやわらかくなるまで蒸し煮する。

《ポイント》

きのこは数種類入れるとより美味しくできます。玉ねぎの割合が多い方が使いやすいですが、場合によっては割合を変えたりできます。玉ねぎが苦手な方は1割だけ玉ねぎに、きのこが苦手でしたらきのこを1割だけ、または、玉ねぎだけでも作ることができます。お好みで、しっかり茶色くしたい場合は、30分くらい蒸し煮にします。

● 応用例

・スープ……おみそ汁にも。和風、洋風、中華、どんなスープにも。

・カレー系……カレー、シチュー、ビーフストロガ

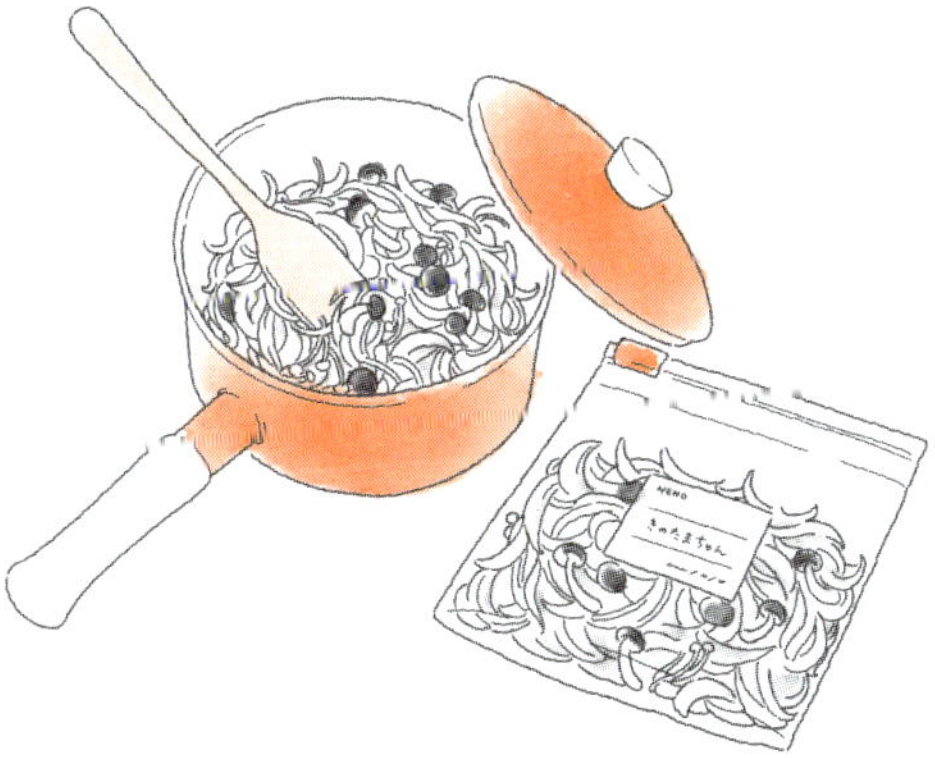

ノフ、デミグラスソースなど。
・あんかけごはん……他の具と合わせて、あんかけに。和、洋、中、どんなごはんにも合います。
その他、和えもの、炒めもの、ハンバーグの具材など、活用は無限大です！

保存方法

作り置きできます。冷蔵庫では3日ほど保存可能。適宜作るのもよいですし、一度にたくさん作り、3日以内で使い切れる量を冷蔵庫に入れ、それ以外は冷凍保存すると便利。冷凍する際に、密封袋に入れて袋の上から箸で筋を入れ、小分けに割って使えるように凍らせるのも便利です。

もう1つ、魔法のレシピがあります。**作り置きにもなるし、おかずとしても展開がしやすい「蒸し煮」です。**こちらも、体や心が整いやすく、免疫力を上げる効果もあります。炒めたり揚げたりする調理法よりも体にやさしくかんたんなため、毎日の料理に活用すると15分で整うごはんができ、作る側も食べる側も楽ちんです。

魔法の調理法
蒸し煮★

きのたまちゃんの要領で他のお野菜も蒸し煮をすれば素材の美味しさが引き立ちますよ。たっぷりの水でゆでると時間がかかり、栄養も逃げてしまいます。蒸し煮なら時短で栄養も丸ごととれて美味しくなり、一石三鳥です。

●材料（作りやすい分量）

お好きな旬野菜など
水…少量
塩…ひとつまみ〜お好みで

①お好きな旬野菜を食べやすい大きさにカットする。
②水を野菜のかさの1／5〜1／4くらい、鍋に入れ、熱する。

③1種類ならその具を、2種類なら硬いものから入れ、塩ひとつまみをそっと上にのせて蓋をして弱火。（急ぐ時は、最初中火くらいで温まったらすぐ弱火にしてもいい）お好みのやわらかさになるまで煮る。

《ポイント》
水の代わりに、油少々で作ってもよいです。

recipe
春のレシピ

胃や体が重い時に5分でさっと作れる
玉ねぎのポタージュ（きのたまちゃん活用）★

胃腸がしんどい、体が重いな、ストレスがあって大変な料理はしたくないけれど、ヘビーなものも食べたくないな、という時にぜひ作ってみてください。きのたまちゃんがあれば本当に楽々仕上がりますよ。

こんなにシンプルな材料でお手軽、かんたんに美味しいスープができちゃってごめんなさい。生クリームもバターもコンソメも○○の素もいりません。脂っこくないから片づけも楽ちん、食べ終わった後の体も楽ちん。準備は5分ほどあればできますので、家に帰ってきてクタクタな時にもこれならできますよ。

材料（2人分）

きのたまちゃん…170g～お好みで
ごはん（残りごはんでOK）…大さじ2
水…150ml
豆乳（アーモンドミルクや牛乳などお好きなミルクでOK）…120ml
塩麹…大さじ1（または塩…小さじ1～）
胡椒…少々
オリーブオイル…小さじ1

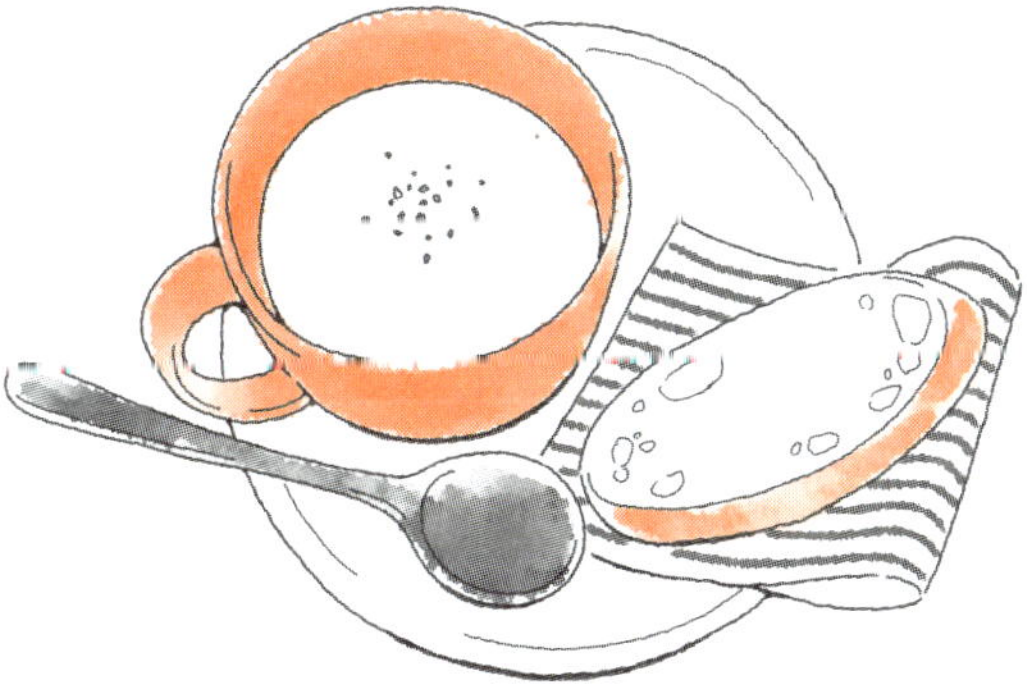

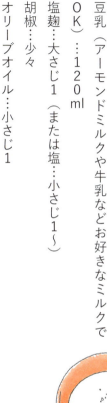

作り方

①すべての材料をミキサーにかける。その後、お鍋に入れてコトコト温める。沸騰直前で火を止める。

②お好みで、ハーブを足したり、最後にオリーブオイル（分量外）をまわしかける。

《ポイント》

きのたまちゃんがあればインスタントと変わらないくらいすぐにできるスープです。より濃いスープをお好みの場合、きのたまちゃんをたっぷり入れるとコクがさらに出て美味しくなりますよ。春なら旬の新玉ねぎで、玉ねぎ多めで作るのがおすすめ。

肝機能を高め、免疫力がアップ

菜の花入り 春の混ぜごはん★

菜の花は、独特の苦味がありますが、肝機能をはじめ、免疫力を高めてくれます。貧血予防にもいいので、気になる方は積極的に取り入れてみてください。

また、たけのこには、むくみ予防、整腸作用もあり、便通までよくなります。

さっと混ぜるだけでさっぱりといただける混ぜ寿司のようなごはん。おむすびにしても美味しいですよ。お酢で整っていますので、お弁当に入れてもいたみにくいです。

●材料2人分
菜の花…1／2袋
たけのこ（水煮）…50g
じゃこ…大さじ1～大さじ1と1／2
ごはん…2膳
梅酢または、りんご酢…大さじ1

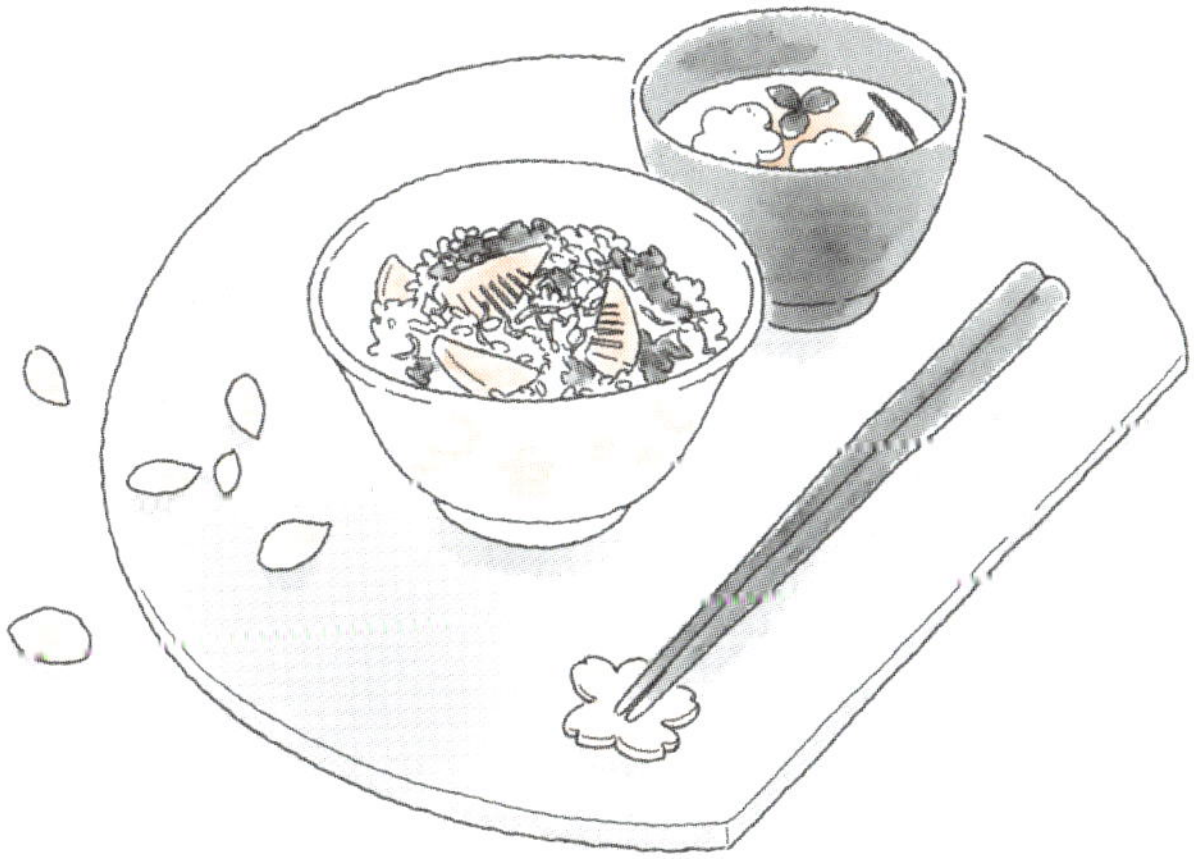

●作り方

①菜の花はさっと蒸し煮。たけのこは4㎝ほどにスライスする。

②炊き立てのごはんに調味料も合わせて全材料を混ぜるだけ。

《ポイント》

どんなおかずにも合わせやすいです。お弁当に入れてもこれだけで映えるのでおかず作りが楽になります。菜の花をブロッコリーに変えても美味しくできますよ。

余った残り野菜を活用！

薬膳ナムル★

野菜が中途半端に残ってる！　捨てたくないけど何作ろう？　困った時はナムルにして活用しましょう。日持ちもしやすく、箸休めとしても便利。もやしなどの安くてお手軽な食材もレベルアップします。作るのもかんたんだからスープなどコトコト煮ている間に作れてしまうところもおすすめしたいポイントです。

●材料（作りやすい分量）

旬野菜、きのこ、なんでも。もやし、ほうれんそう、アボカド、小松菜、きゅうり、人参など、いろいろな野菜でもできます！

●タレ

白すりごま…大さじ5
ごま油…大さじ4
塩麹…大さじ1（または塩…小さじ1〜）
（お好みですりおろしにんにく…少々）
・白ごまを黒ごまに変えてもOK
・ナッツを加えてもOK

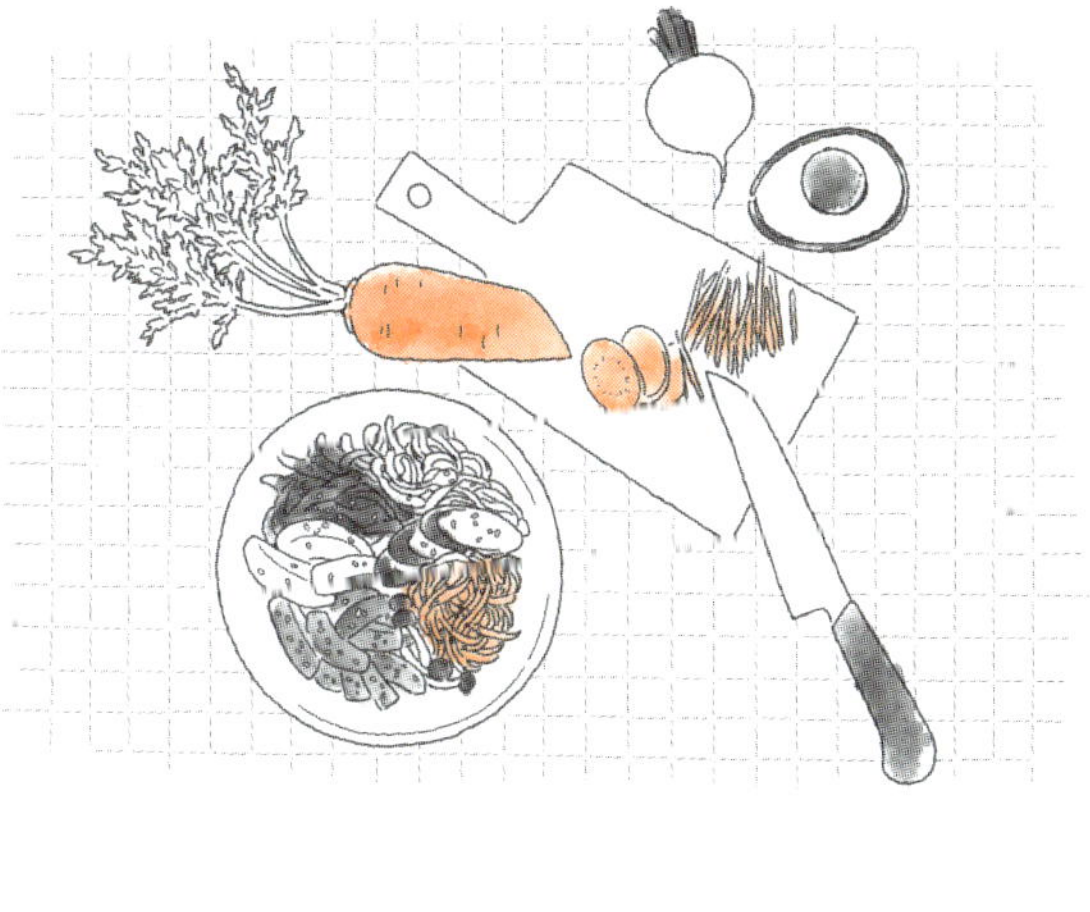

●作り方

①旬野菜は適宜、食べやすい大きさに切る。火を通すものは蒸し煮にするか、ゆでる、または焼く。

②タレの材料を全て混ぜる。①にタレを適宜、加えて和える。

《ポイント》

タレは多めに作って、煮沸消毒した瓶に保存しておくとすぐに作れて便利です。

目の不調が気になったら

人参ステーキ

「目がショボショボする」「ドライアイで毎日つらい」など、パソコンやスマホの使い過ぎで目を疲れさせていませんか？　そんな時は目薬もいいけれど、人参を食べることで根本から整えることができます。

薬膳では、人参は肝の働きを正常化させ、血を養い、目のあらゆる不調の改善にいいと言われています。抗酸化作用も高く、アンチエイジング効果もあるため、積極的にいただきたいですね。このステーキはかんたんな上に「人参がこんなに甘くて美味しいなんて！」と驚かれるくらい素材がうまく引き出されて美味しくなります。さらに見栄えもいいため、おもてなしにも活用できます。

●材料
人参……適量
塩……適量
オイル……適量
ハーブ（ドライでも生でもOK）……適量

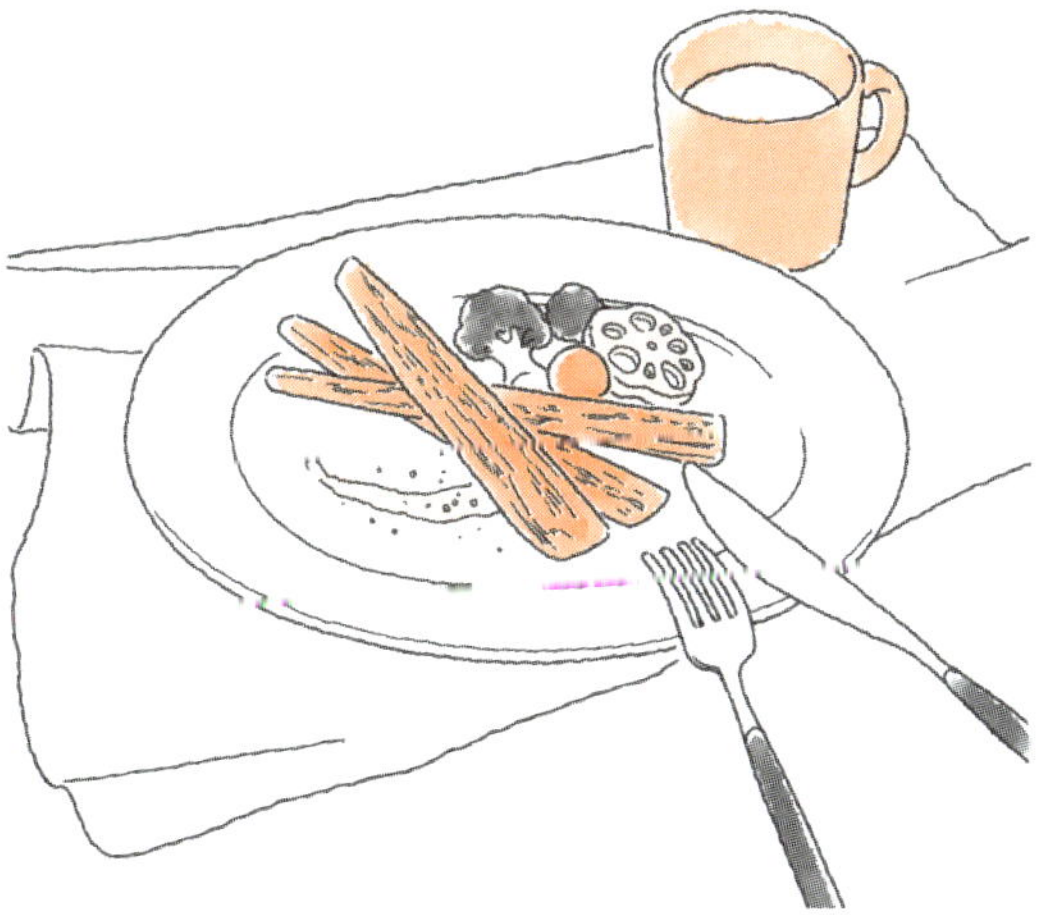

●作り方

①人参は皮付きのまま縦に1／6〜1／8、細い人参なら1／4に切る。（幅2㎝以内が目安）塩を軽くもんでおく。

②オーブンのトレーまたは、魚焼きグリルにクッキングシートを敷く。その上に①の人参を並べて、オイルも軽くかけまわす。ハーブはお好みでかける。

③オーブンで180度なら約20分、200度なら約15分焼く。魚焼きグリルなら、中火〜強火の間で10〜15分で様子をみながら焼く。食べる時に、好みで塩、胡椒を足してください。

《ポイント》

人参の大きさ、太さによって切り方が変わります。太い場合は1／8に切るといいです。後はじっくりと焼くだけ。

春の食材の栄養たっぷり

あさりとキャベツの酒蒸し

キャベツは「キャベジン」というビタミンUや他のビタミンも豊富です。胃腸の働きを高め、消化を促す効果もあります。

一方、薬膳ではあさりは肝によく、疲労回復、イライラ解消、精神安定にもいいと言われています。

春には特に積極的に食べたい食材です。とはいえ、お料理が苦手だと、あさりを扱うのって難しそう……と思って敬遠してしまう方も多いようです。そんな方のはじめの一歩としても、このレシピはおすすめ。「え？　これだけ？」と拍子抜けするくらいかんたんです。

ちなみに、あさりは殻ごと料理するのが一番効果的。というのも、ミネラルが豊富で、薬膳では殻を生薬として使うほど効能があるからです。咳や痰をおさえ、ほてりを鎮める効果があります。

●材料（2人分）

キャベツ…350g

あさり…180g
にんにく…1かけ（みじん切り）
乾燥わかめ…大さじ1
料理酒（白ワインでもOK）…50ml
塩麹…大さじ1（または塩…小さじ1〜）
オリーブオイル…小さじ1
塩、胡椒…少々（お好みで足す）

●作り方
下準備として、あさりは砂抜きをしておきます。

①キャベツは芯を除き、一口大に切る。
②フライパンに①、あさり、にんにく、乾燥わかめ、料理酒を入れて蓋をして中火で熱する。沸いたら弱火にし、蓋をして、約15分ほど蒸す。
③あさりが開いたら、オリーブオイル、塩麹を加えてさっと混ぜる。器に盛り付けて、

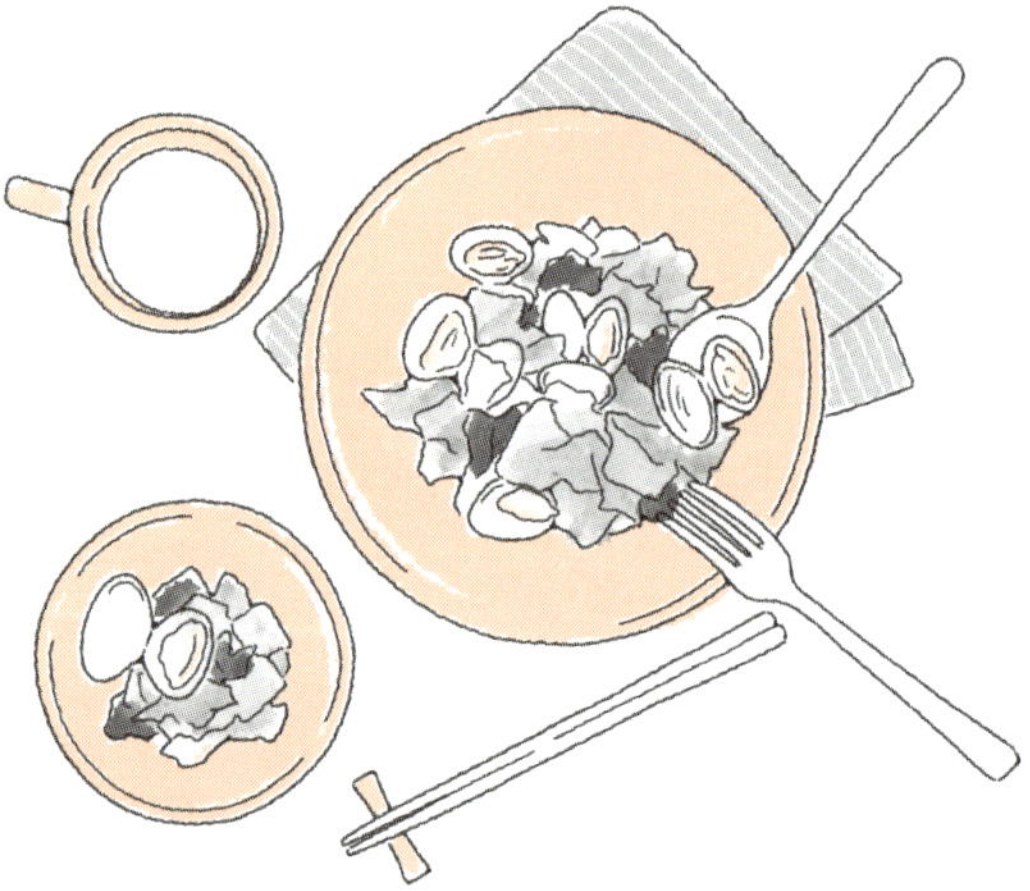

塩、胡椒をふったら完成。

《ポイント》

キャベツが冷蔵庫に入りきらない！　一気に使いたい！　なんて時にも使えるレシピです。キャベツの芯は千切りにして入れてもOKです。

recipe
梅雨のレシピ

体を冷やさず、むくみをとる

幸運ごはん（とうもろこしごはん）

とうもろこし（コーン）を幸運とかけて、メニューを聞いただけでも心が少しでもときめくのではと名付けてみました。

梅雨の季節には、どうしても湿度が高くなり、体もむくみやすいです。そんな時期にはむくみ対策ができるごはんをさりげなく取り入れたいもの。薬膳の効能としても、とうもろこしは胃の働きを高め、利尿作用があり、体を冷やすことなくむくみをとってくれる優れた食材。

　また、たんぱく質も食物繊維も、ミネラルもバランスよく含んでおり、便通までよくしてくれます。このごはんは美味し過ぎてスルスルっと入ってしまいます。噛まずに食べ過ぎると消化しきれないため、よく噛んで召し上がってくださいね。

　ヒゲつきのとうもろこしを見つけたら、ぜひヒゲも丸ごと使ってこのごはんを炊いてみてください。ヒゲの部分にも、利尿作用があり、むくみ対策にもよいのもうれしいところ。（「とうもろこしのヒゲ茶」「ヒゲ出汁」のレシピの巻末特典があります。

詳しくは206ページ）

●材料（作りやすい分量）
米…2合
とうもろこし…1本
塩麹…大さじ1（または塩…小さじ1弱〜）
醤油…小さじ1弱

（好みで胡椒や青じそなど…少々）

①お米は通常通りにといでおく。とうもろこしの実をとっておく（ヒゲがあれば、みじん切りにしておく）。
②お米の上にとうもろこしの実を入れてから、調味料を入れ、通常の目盛りまで水を注ぎ、芯（あればヒゲ）をのせて炊く。
（炊き上がったら、芯は取り除いてください）

《ポイント》
とうもろこしの実は、3等分に切ってから縦半分に切って、芯に近い方から親指で粒を横にスライドさせるようにとるときれいにとることができます。もう1つの方法としては、

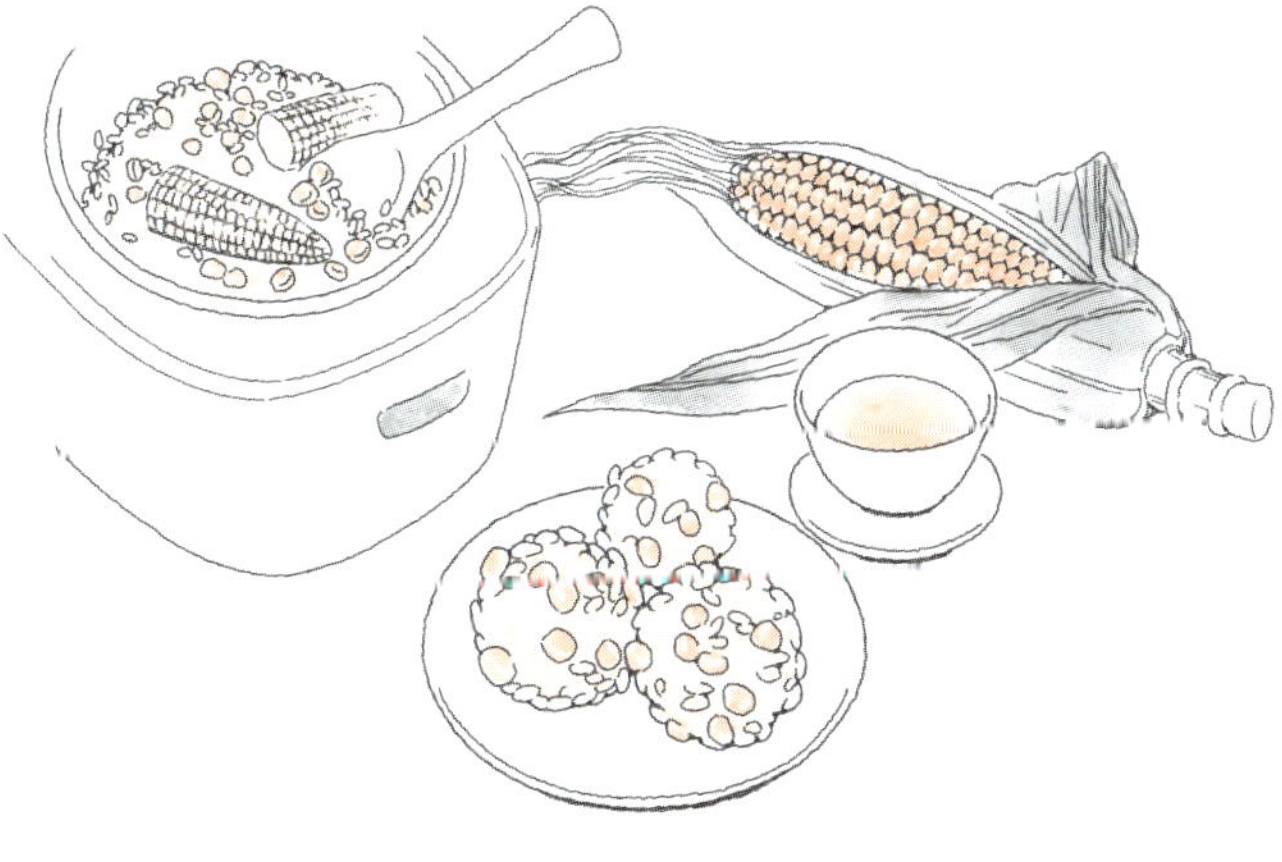

とうもろこしを半分に切り、切り口を下にして置き、芯に沿って粒を包丁で削ぎ落とすやり方もあります。どちらでも心地よくやりやすい方法で実をとってみてください。好みで千切りした青じそなどを添えるとさらに美味しいです。

または、味変として、最初はそのまま召し上がっていただき、次に青じそや海苔を巻いて食べるのも美味しいですよ。

むくみがとれて、疲労回復にも効果あり

大豆サラダ

大豆もむくみとりにとてもいい食材の1つ。胃腸ケアをし、血を作ったり血流をよくする働きもあります。

良質のたんぱく質を多く含むため、昔から畑のお肉と言われてきたほど。疲労回復にもよく、あらゆる年代の人に召し上がってもらいたい食材です。煮豆や甘い煮物にするのもいいですが、砂糖ゼロでさっぱりとした味のサラダはいかが？　作り置きもできて便利です。ゆで大豆は温かいうちに調味料と混ぜた方が味がしみます。市販のゆで大豆の場合は、少し温めてから使うとよいです。

●材料（作り置きで作りやすい分量）

ゆで大豆…150g
紫玉ねぎ（玉ねぎでもOK）…20g
オリーブオイル（菜種油、米油などでもOK）…大さじ1と1／2強
醤油…大さじ1
米酢orりんご酢…大さじ1弱
胡椒…少々

●作り方

①紫玉ねぎはみじん切りにする。
②すべての材料を合わせて数時間おけばできあがり。

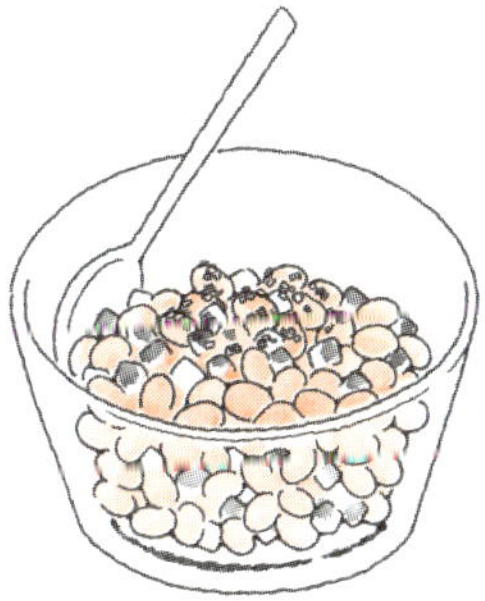

《**ポイント**》

ゆで大豆はやわらかすぎない方が美味しく仕上がります。好みでパセリのみじん切りをトッピングするとおしゃれなおもてなしにもなります。大豆を中心に、他にもさまざまな豆をミックスして作ると色鮮やかになります。

※1週間ほど日持ちします。

食べてスッキリ、イライラも解消

ズッキーニのカルパッチョ

体の余分な熱をとってクールダウンさせ、美肌効果も与え、お腹の張りもなくす効果があるズッキーニ。イライラを解消させてくれる働きもあるため、梅雨のじめじめ対策にもおすすめ。

お野菜だけの味付けもシンプルなかんたんカルパッチョ。シンプルなのに美味しくて、食べてスッキリさわやかな気持ちになれる一品。きれいな見た目で、おもてなしにも使えますよ。

●材料（作りやすい分量）

ズッキーニ…1本
塩麹…大さじ1（または塩…小さじ1／2程度）
オリーブオイル…適宜
胡椒…少々
ミントなど…適宜（お好きなハーブでOK。なければミニトマトなどを添える）

●作り方

①ズッキーニはスライスし、塩麹（塩）をまぶす。
②ズッキーニをお皿に並べ、オリーブオイルと胡椒を適宜かけて、ハーブを添えて完成。

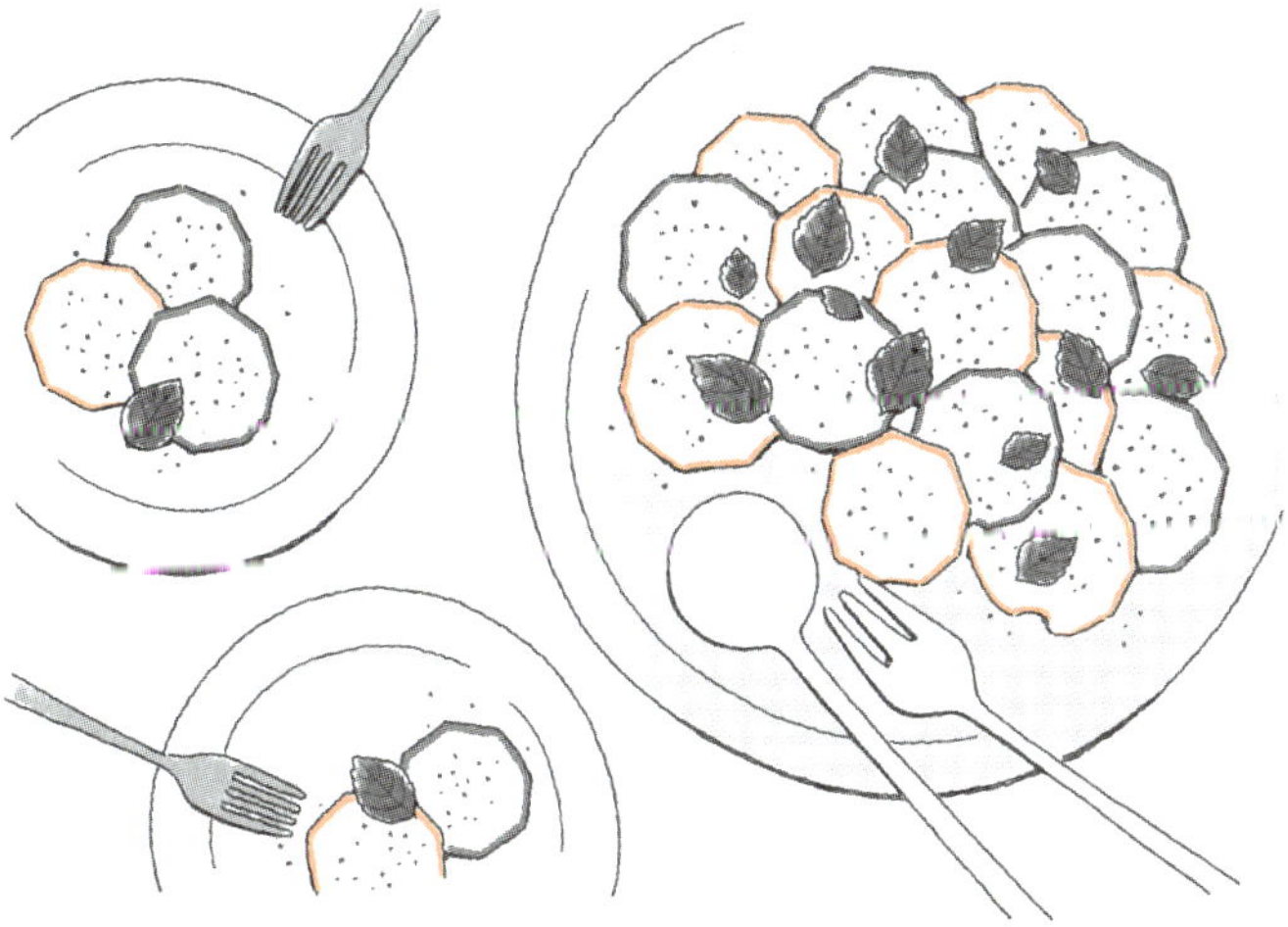

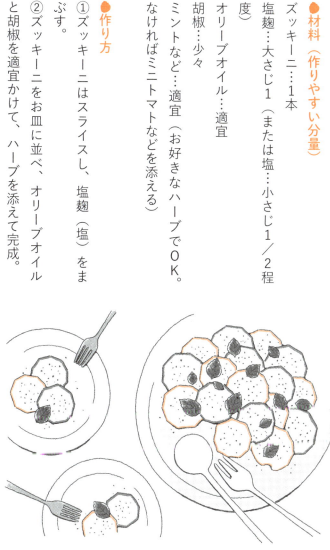

《ポイント》
黄色と緑色のズッキーニで交互に並べるとよりきれいなオードブルにもなりますよ。

和のハーブで食欲増進!
青じそジェノベーゼ★

青じそは、食欲増進や風邪予防にもよい食材。また、香り成分も味方して、ストレス解消にもいいので、梅雨のじめじめした時期にピッタリ。

ジェノベーゼといえば、たいていバジルやナッツで作られますが、これは和のハーブ、青じそを使ってお手軽に作れる和風ジェノベーゼです。ナッツアレルギーの方も楽しめるようにナッツ不使用でシンプルな材料だけで美味しく仕上げています。

農家の我が家、たくさん収穫できてしまい大量に活用するレシピを母から依頼されて約20年前に生み出して以来、多くの生徒さんたちに愛されてきたレシピの1つでもあります。

青じそがたっぷり手に入ったらぜひ作ってみてください。日持ちもしますし、何かと便利なソースにもなりますよ。これがあるだけで15分料理も楽にできます。

●材料（作りやすい分量）

青じそ…50g
米油や太白ごま油、なたね油…大さじ5
醤油…大さじ3
米酢…大さじ1と1／2

●作り方

①青じそは洗ったらキッチンペーパーやさらしなどで水分をしっかりとる。
②ミキサーで全材料を攪拌してできあがり。

●応用

野菜の蒸し煮やゆでた麺類などを、このジェノベーゼで和えると美味しく時短で作ることができます。

●保存方法
冷蔵庫では1か月ほど保存可能。

梅雨の胃腸の弱りをやさしくケア
長芋とコーンのスープ★

長芋や大和芋、自然薯《じねんじょ》のことを、薬膳では「山薬《さんやく》」と呼び、滋養強壮薬としても使われるくらい薬効が高いと言われる食材の1つです。
消化吸収をよくして胃腸も丈夫に整える働きがあります。むくみ対策と利尿作用のあるとうもろこしと合わせてとることで、梅雨の時期特有の胃腸の弱りをやさしくケアすることができます。さらに「きのたまちゃん」があれば、効果も倍増させる上に、味もグッとまろやかになり、時間もかけずに美味しいスープができます。

●材料（3～4人分）

とうもろこし…1本
水…2カップ
A長芋…1／2本
Aきのたまちゃん…50ｇ
Aごま油…大さじ1
塩麹…大さじ1（または塩…小さじ1～）
塩、胡椒…少々

●作り方

①とうもろこしは3等分に切って、実をそいでおく。
鍋に水を入れて、とうもろこしと芯と塩ひとつまみ（分量外）を入れて弱火で煮る。
ゆで上がったら芯を取り出す。長芋は厚さ1㎝の半月切りにする。
②別の鍋にAを入れて炒めたら、①のスープを全部加える。調味料を合わせて味を整えてできあがり。

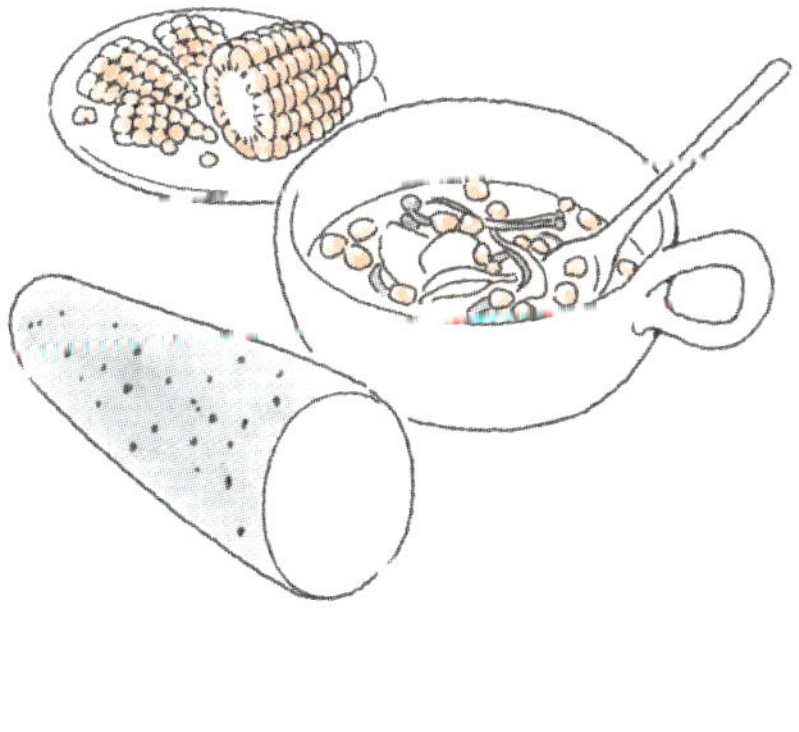

《ポイント》

好みで青じそ、パセリなどを添えても美味しいです。

時間がなければ、とうもろこしの代わりにコーン（ホール）缶を丸ごと使ってもよいですよ。その場合、工程の②から始めてください。

recipe

夏のレシピ

夏バテ予防、美肌効果も！

ピザ風ごはん（トマトごはん）

夏の暑さをクーラーでしのぐのもいいですが、食材の力をうまく生かせば体が自然とクールダウンし、元気でいられます。

トマトはそのお助け食材の1つ。胃の働きを正常化してくれて、消化も促し、のどを潤し、夏バテ予防にも最適。

またリコピンと呼ばれる成分が豊富で抗酸化作用が高いので美肌やアンチエイジングにもなりますよ。

まるでピザのような味で子どもにも男性にも大人気のごはんです。

材料（作りやすい分量）

米…2合
ミニトマト…7個（またはトマト中1個ならくし形切りに）
ドライハーブ…少々（タイム、バジル、月桂樹などお好みで）
オリーブオイル…大さじ1
にんにく…1かけ（すりおろすかみじん切り）
塩麹…大さじ2（または塩…大さじ1弱〜）
醤油…小さじ1
胡椒…少々

●作り方

①米をといでおく。

②鍋か炊飯器にお米とトマトをのせて、他の全材料を加えてから通常の目盛りまで水を注いで炊く。

《ポイント》

生バジルを添えて食べても美味しいです。

さらにボリュームを出したい時は、お好みでチキンなどを加えて炊いてください。

ミニトマトなら包丁いらずですぐに支度ができます。

余ったら、水分を足して洋風おかゆやリゾット風にしても味わい深いです。

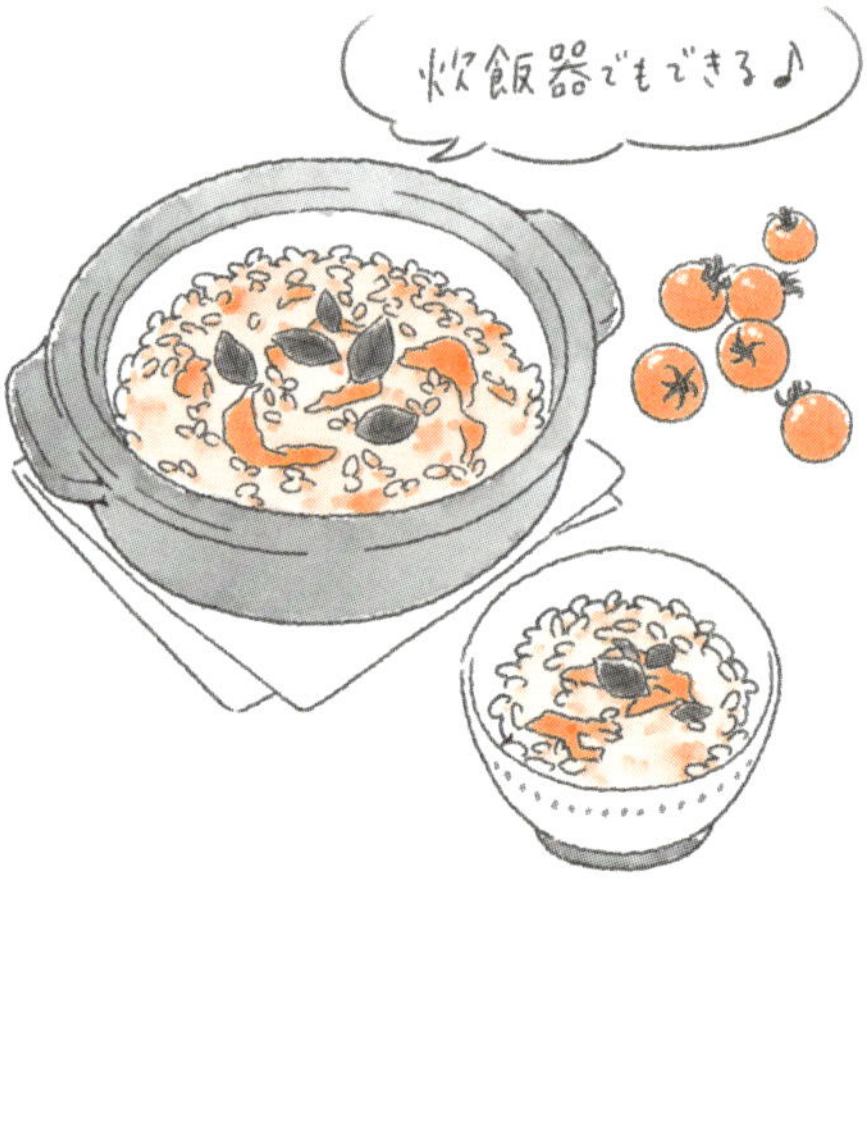

かぼちゃのワタときゅうりのピリ辛ソテー★

捨てる部分も活用した驚きのエコレシピ

かぼちゃのワタや種をバサッと捨てていたりしませんか？　それはかなりもったいない！　かぼちゃは胃腸ケアや風邪予防にいいのですが、実の部分だけでなく皮、ワタ、種に薬効が高いのです。栄養価がまるで違ってくるので、使わないし損。かぼちゃの皮、ワタ、種にはこんな栄養があります。

皮：βカロテンが実の2倍以上！

ワタ：食物繊維が実の5倍ほど含まれている！

種：リノール酸、ビタミン類、ナイアシンなど豊富！

特にリノール酸は体内合成できない、貴重な栄養素。今回ご紹介するのは、かぼちゃのワタを使ったかんたんで美味しいレシピです（かぼちゃの種を使ったかんたんレシピの巻末の特典があります。詳しくは206ページ）。

材料（2人分）

きゅうり…2本
かぼちゃのワタ…大さじ1
唐辛子…1本
塩…ふたつまみ
ごま油…小さじ1と1／2
醤油…小さじ2〜お好みで

下準備

きゅうりは乱切りにして塩をまぶし、水分を軽く切る。かぼちゃのワタはみじん切りにしておく。

作り方

①フライパンにごま油と唐辛子を熱し、きゅ

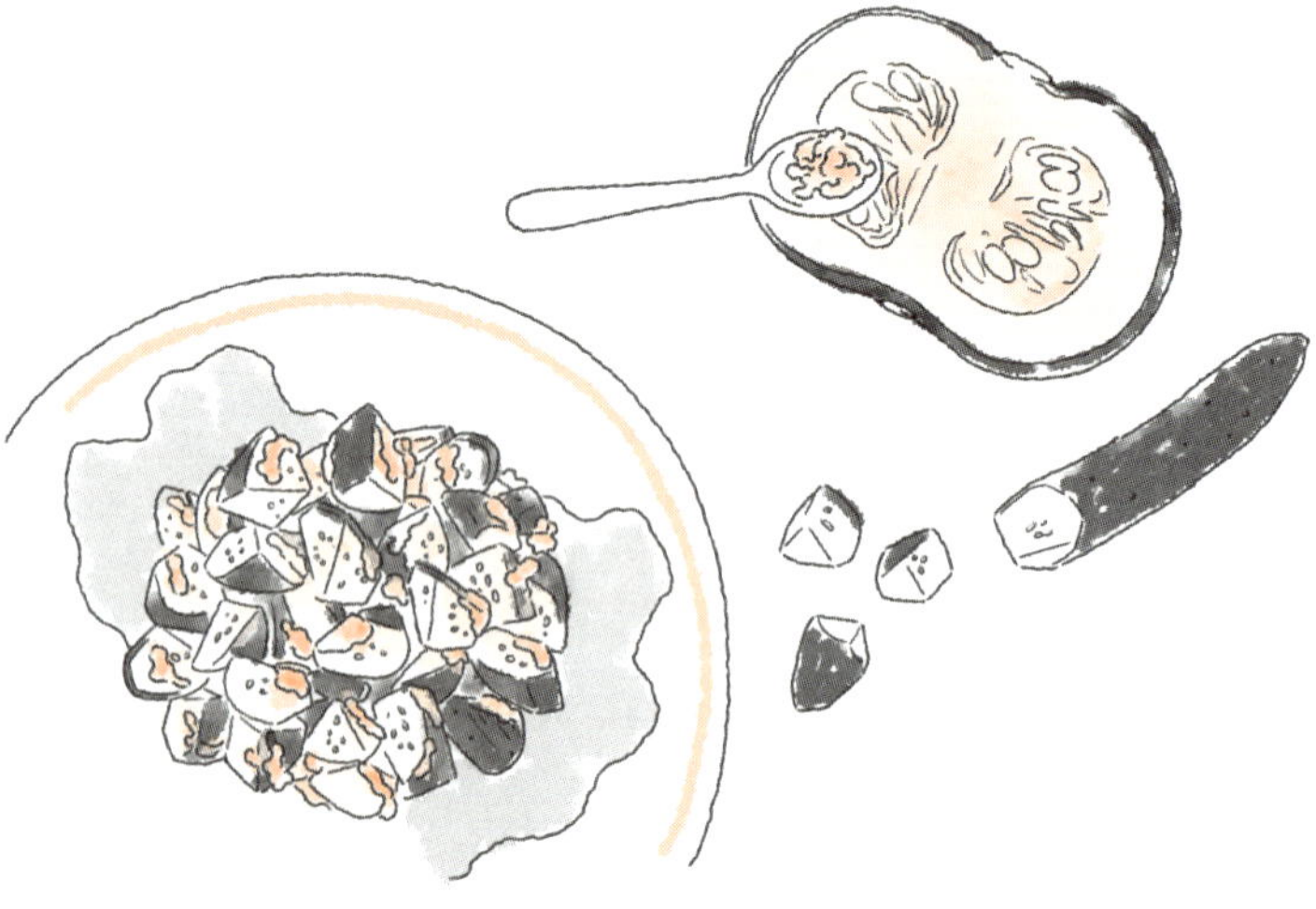

うりとワタを炒め、軽く1分ほど水を加えず蒸し煮する。
②最後に中火にし、醤油をまわしかける。

《ポイント》
①の時、水などを加えないのがポイント！ 火を通し過ぎてやわらかくし過ぎないことも大事です。そうすると味がぼやけてしまいます。
かぼちゃのワタは種と別にして一気にかき出して、冷凍しておくと便利。

夏バテ予防におすすめ！ やみつきの味
夏野菜のＢＢＱ丼★

夏バテ予防にもなる元気復活どんぶりです。何にでもかけられるこのＢＢＱソース（万能ソース）さえあれば、食欲がアップします。子どもから大人まで、みんなが大好きな味に仕上げています。これなら肉がなくても（少なくても）喜ばれます。
しかも、通常のＢＢＱソースには砂糖や添加物が多いですが、このレシピでは砂糖も添加物も不使用で、罪悪感もなく安心して使えます。時間がなくて普段の料理時間を軽減したい！　という人にもまずはこのソースを作っておくことを強くおすすめしています。「これさえあれば本当に助かる！　料理がすぐ仕上がって美味しい」と生徒さんはもちろん、そのご家族の方々にも大人気のソースです。

●材料
なす、オクラ、トマトなど適宜。
夏野菜はフライパンなどで両面ソテーするのみ。後は万能BBQソースをかけるだけ。このソースをかければ野菜だけでも激ウマ・やみつきです。

〈万能BBQソース〉
●材料
A長ねぎの白い部分…大さじ1と1／2（みじん切り）
Aにんにく…小さじ2（すりおろし）
A生姜…小さじ1（すりおろし）

Aごま油…大さじ1強
醤油…200ml
料理酒…50ml
りんごのストレートジュース…100ml
白すりごま…少々
黒胡椒…少々

●作り方
①Aを鍋に入れ、炒める。
②その他の材料も加えてひと煮立ちさせる。

●保存方法
作り置きできます。冷蔵庫で約1か月保存可能。野菜にも肉にも魚にも何でも合う万能ソース！

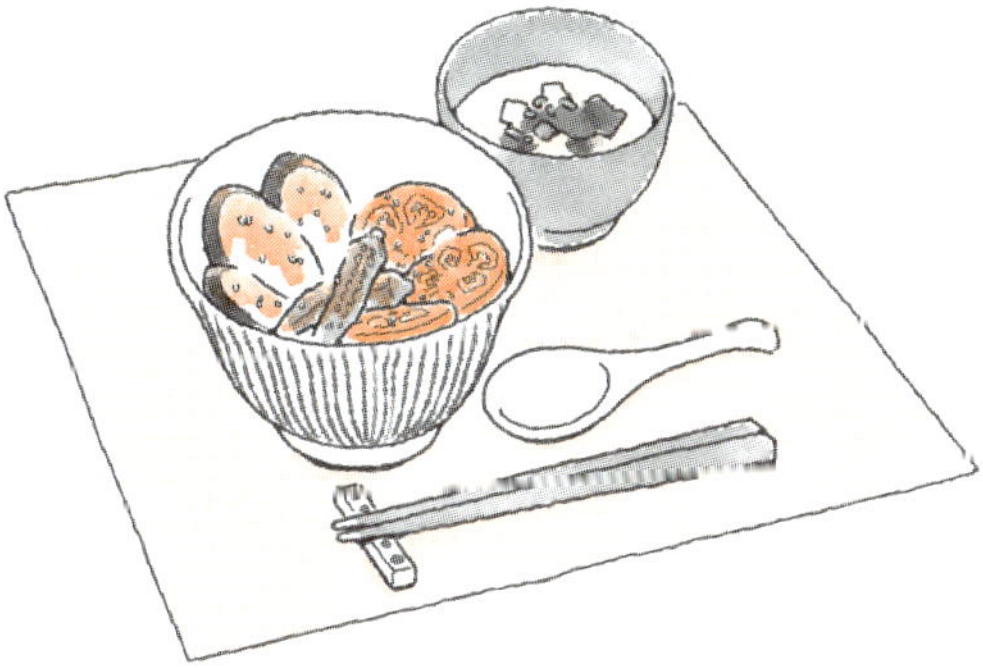

《ポイント》
ストレートジュースの代わりにりんご100gをすりおろしてもいいです。
辛口のBBQソースにしたい場合は、唐辛子やタバスコなどを少々加えます。

食物繊維が豊富で、便秘改善にも役立つ
枝豆のさわやかリエット

リエットとは、パテに似たフランスの肉料理の1つです。今回は枝豆メインのベジレシピにしてみました。
枝豆は、大豆が熟成する前に収穫したもの。豆と野菜のよさをかけ合わせた栄養満点な食材です。食物繊維も豊富で便秘改善にもおすすめ。たんぱく質がたっぷり含まれ「メチオニン」という成分には、アルコール分解をする効果もあると言われています。また、元気を補い、血の巡りもよくするため、暑い夏のバテやすい時にも積極的にとりたい食べものの1つ。このレシピは枝豆をさっぱりさわやかな味にして夏バテ予防と疲労回復にもなる、かんたんな一品にしました。

●材料（作りやすい分量）

枝豆（ゆでて皮から出したもの）…100g
豆腐…60g
にんにく…1／2かけ
オリーブ油…大さじ2
レモン汁…大さじ1
塩麹…小さじ1～お好みで（または塩…少々）
塩、胡椒…少々

●作り方

①にんにくと豆腐はさっとゆでて水切りをしておく。
②塩、胡椒以外の材料すべてをフードプロセッサーかすり鉢ですりつぶし、塩、胡椒で味を整える。

《**ポイント**》
応用として、トマトと和えたり、じゃがいもと和えたり、クラッカーにのせて食べても美味しい。ディップとしても活用できます。

鍋も火も使わずすぐできる!
トマトのすりおろしスープ★

胃を元気にして消化を助け、食欲を回復してくれるトマト。

夏の暑い時期に、体の熱をとってクールダウンさせ、のどの乾きを止める夏バテ予防の食材にもなります。トマトを活用したかんたんな冷製スープがミキサーも使わず美味しく作れます。

作り方には、「ヒーリングごはん」で大切

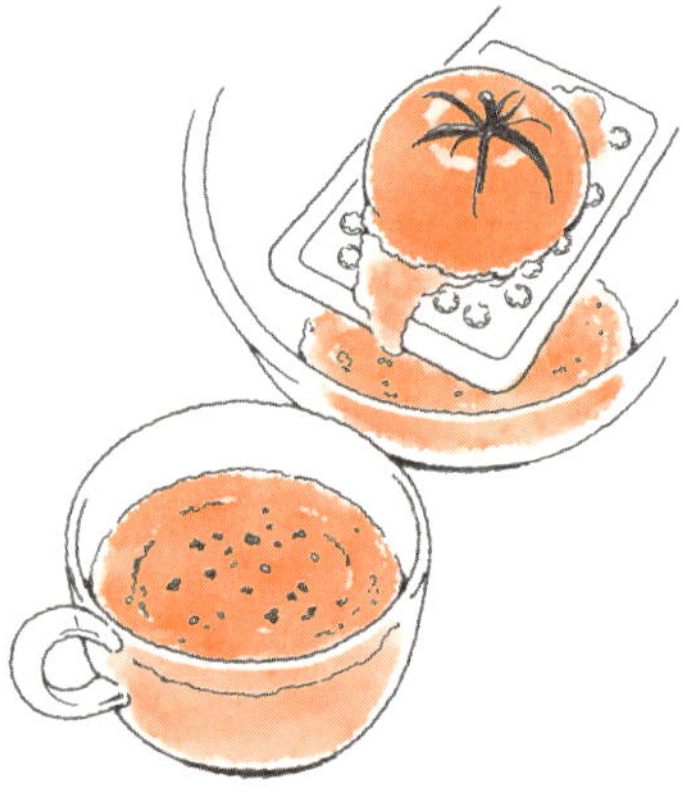

な五感を磨くアプローチを入れています。鍋も火も使わず5分もあればすぐできてしまうけれど、本当に美味しいスープなのでぜひ作ってみてください。

●材料（2人分）

トマト…350g（中2個程度）
A塩麹…大さじ1（または塩…小さじ1／2～）
Aオリーブオイル…小さじ1
パセリ（または他のハーブ、青じそなどもOK）…適宜

●作り方

①トマトを横から2等分にカットする。
②トマトの切り口を下にして、すりおろす。（皮はここでは使わない）
③Aを混ぜて、上にパセリをトッピング。

《**ポイント**》
トマトをする時に、香りや音を楽しむなど五感を使ってみてください。よりいっそう癒されますよ。

recipe
秋のレシピ

きのたまちゃん活用でかんたん！
かぼちゃの揚げないコロッケーキ

かぼちゃときのたまちゃんをたっぷり使って、胃腸ケアと、元気ややる気を出すレシピにしました。コロッケというと、揚げるのが面倒だからやりたくない、と思われがち。ですが、揚げなくてもコロッケの味に美味しく仕上がります！　ボリューム満点で見ばえがよく、パーティー料理にもぴったりです。

●材料（作りやすい分量…大皿1個分）

かぼちゃ…400g（一口大にカット）
塩…少々
きのたまちゃん…50g
A塩麹…小さじ1（または塩…少々）
A豆乳または他のミルク…大さじ2
A胡椒…少々
Bパン粉…1／2カップ
B油…大さじ1／2くらい

●作り方

①かぼちゃは塩と水少々で蒸し煮して、最後にきのたまちゃんを加え、全体をよく混ぜながら水気を飛ばし、つぶす。

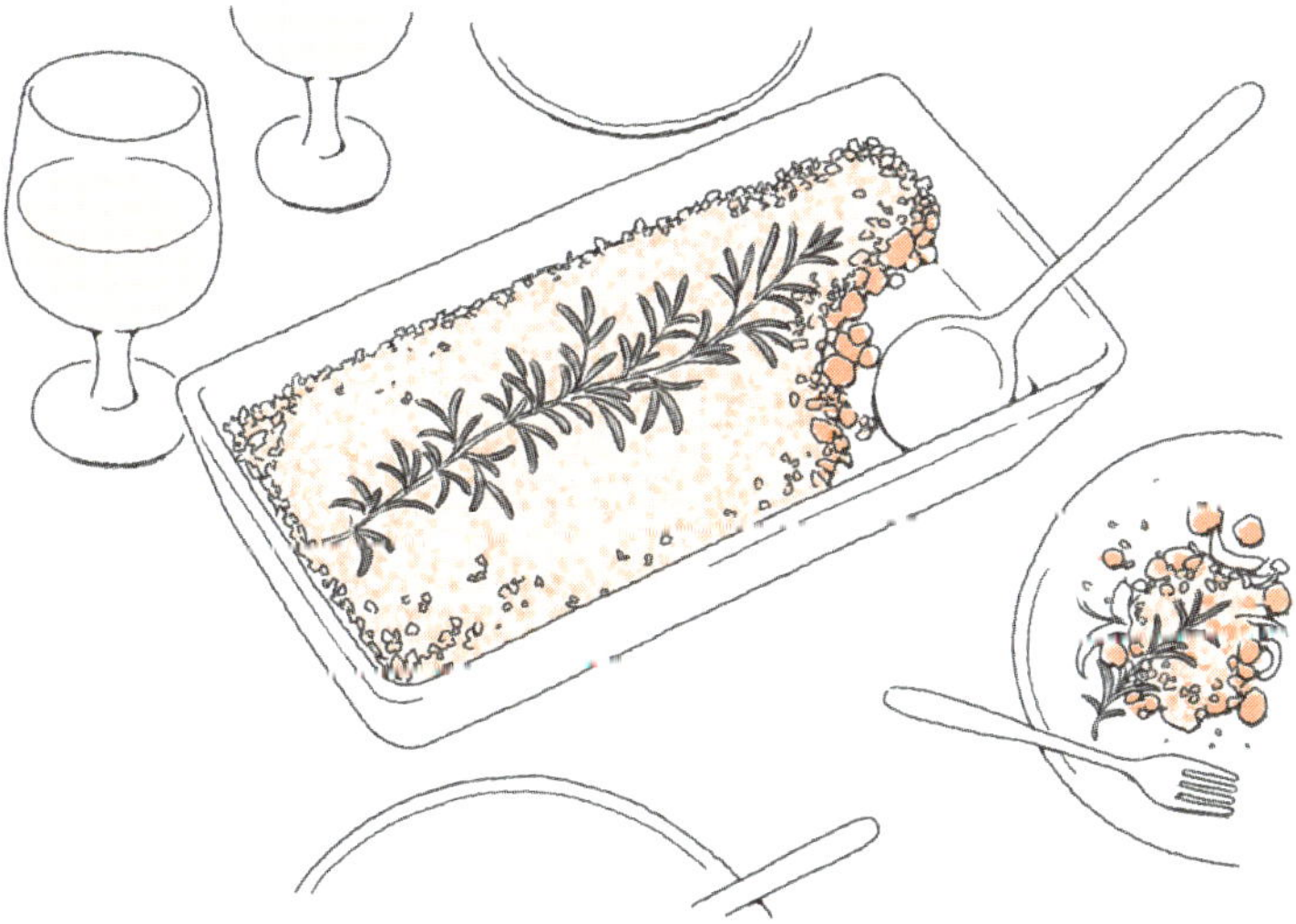

②①にAを加えて味を調整（水分と味を見ながら量を調整）。
③フライパンを熱し、Bを入れ、パン粉が軽くきつね色になるまで炒める。
④深さがある皿（キッシュ用などの器）に②を詰めて、上に③を全体にまぶす。追加でローズマリーなどのハーブをトッピングしてもよいです。

《ポイント》
かぼちゃをつぶす割合はお好みで。完全につぶさなくても美味しくできます。

アンチエイジング効果もうれしい

秋鮭さつまいもごはん

少し寒くなりかけた秋にピッタリのごはん。胃を温める鮭は、血の巡りもよくしてくれます。カルシウムの吸収を促すビタミンDも豊富で、抗酸化作用もあり、アンチエイジングにもいいといううれしい効果も。
さつまいもで胃腸ケアもでき、便秘改善や風邪予防にも。合わせることで相乗効果が高まります。ボリュームがあるため、おかずごはんのようにして、このごはんにスープがあれば満足度UPしていただけます。

●材料（作りやすい分量）

米…2合
さつまいも…180g（1本）
生鮭（切り身）…1切れ
塩麹…大さじ1（または塩…小さじ1〜）
まいたけorマッシュルーム…ひとつかみ分（1／2パック）
A水…380ml
A料理酒…大さじ1
A醤油（あれば白）…大さじ1
A生姜（すりおろし）…小さじ1
白すりごま…適宜（ごま塩でもOK）

下準備

・お米をといでおく。

・生鮭に塩麹をまぶしておく。

作り方

①さつまいもは、2cm幅のいちょう切りに切る。まいたけは適宜割いておく。(マッシュルームならスライス)

②鍋か炊飯器に米、Aを入れ、さつまいもと生鮭、きのこをのせて、炊く。

③炊き上がったら、鮭の骨と皮を取り除いて、全体を混ぜる。最後に、白すりごまをちらす。

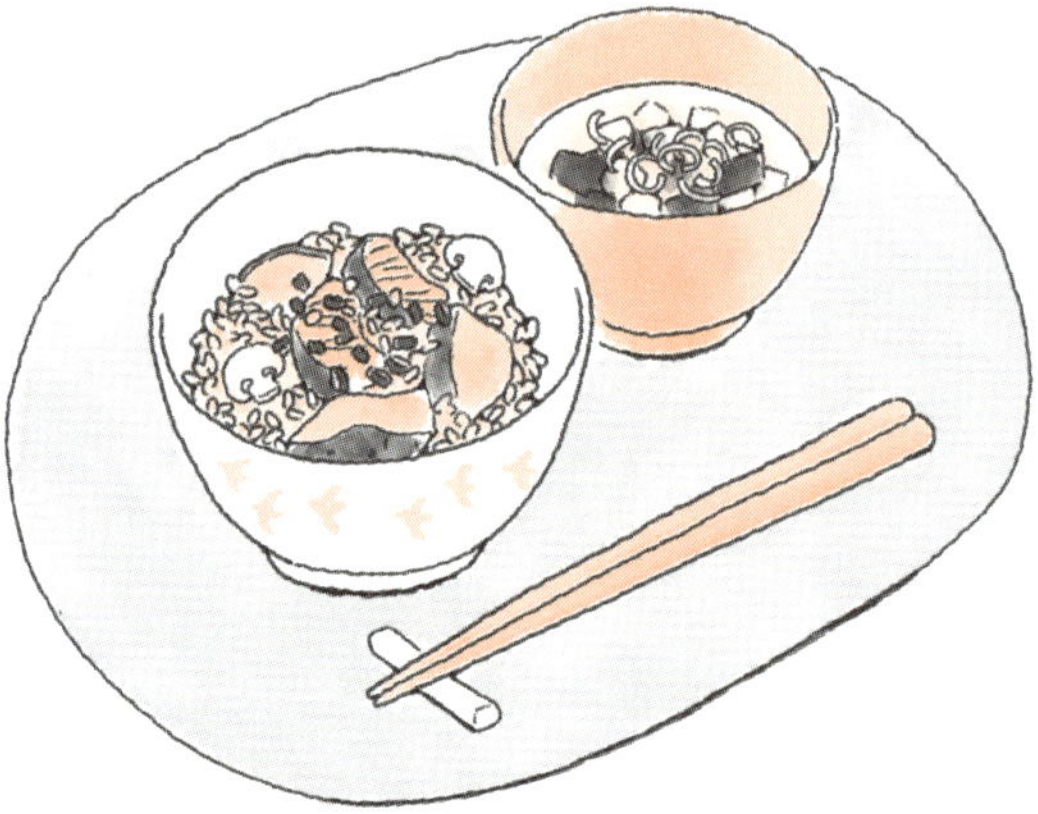

《ポイント》

時間がなければさつまいもを丸ごと入れて炊いてもOK。
最後に、ねぎや青じそを添えると、さらに美味しく効果も増します。

鍋1つでできる!
かんたん茶碗蒸し

この茶碗蒸しは、栄養補給だけでなく、体全体の潤い効果を取り入れたレシピです。
さらに、これをベースにしていろいろな具を入れて作ることもできるため、応用の幅が広いレシピにもなっています。最後に美味しい応用例も記載しておきますのでご参考になさってくださいね。蒸し器がなくても鍋1つでできるくらいかんたんですから、茶碗蒸しを作ったことがないという方も、ぜひ挑戦してみてください。

●材料（2人分）

卵…Mサイズ1個
出汁…150ml
塩…ひとつまみ
醤油…小さじ1／4
切り干し大根…ひとつまみ5gほど（3㎝幅にカット）
干しえび…大さじ1

●作り方

①卵をかきまぜ（泡立たせない程度に）、残りの全材料と合わせてから器に注ぐ。
②深いフライパンまたは鍋に3㎝ほど水を入れ沸騰させておき、①をそっと入れて蓋をして蒸す。約8～10分ほどで火が通ったら完成。

●応用（茶碗蒸しにプラスして）

お好みで、あんやすりおろした山芋または長芋を上からかけても美味しい。

〈あんバージョン〉

146ページの「きのたまあんかけ」のあんを茶碗蒸しにかけても美味しいです。

〈とろろバージョン〉

山芋or長芋…適宜

A わさびor生姜or梅干し…少々

山芋や長芋をすりおろして茶碗蒸しにかけるだけでOK。上にAをトッピングしてもいい。

《ポイント》

茶碗蒸しの器を取り出す時にはやけどしないように注意。爪楊枝で刺して、透明な汁が出たら完成。（黄色っぽい汁が出てきたら、まだ固まっていないので、再度2～3分火にかける）あんやとろろなど、それぞれ少し足すだけでさらに美味しいので、その時の気分でトッピングを変えるのも楽しいですよ。

呼吸器系の不調に効く

れんこんの照り焼き★

肺を強化し、咳や呼吸器系の不調の改善にもつながるれんこんを活用した超かんたんレシピ。秋になると、季節の変化でどうしても体が乾燥してカサカサしやすくなります。体を潤わせ、血も巡らせる効果のあるれんこんはうまく取り入れたいところ。時間のかかる料理はあまりできない忙しい方でもさっとできてしまうレシピです。お弁当のおかずにも活用できます。ぜひ作ってみてくださいね。

●材料（作りやすい分量）

れんこん…100g
片栗粉…大さじ1
ごま油…大さじ1
A醤油…大さじ1
Aみりん…大さじ1（メープルシロップやはちみつ大さじ1でもOK）

A水…大さじ1と1/2

●作り方

①れんこんは、4㎜程の薄さに半月切り。ポリ袋に片栗粉と合わせて入れる。袋に空気を少し入れて、袋の口を閉じてやさしくふり、片栗粉を軽くまぶす。

②フライパンにごま油を中火で熱し、①をなるべく重ならないように並べ入れる。あまり動かさずに1分ほど焼き、裏返し、蓋をして蒸し焼きのようにする。

③両面が焼けたら、Aを加えて強火にし、全体にからめ、火を止める。

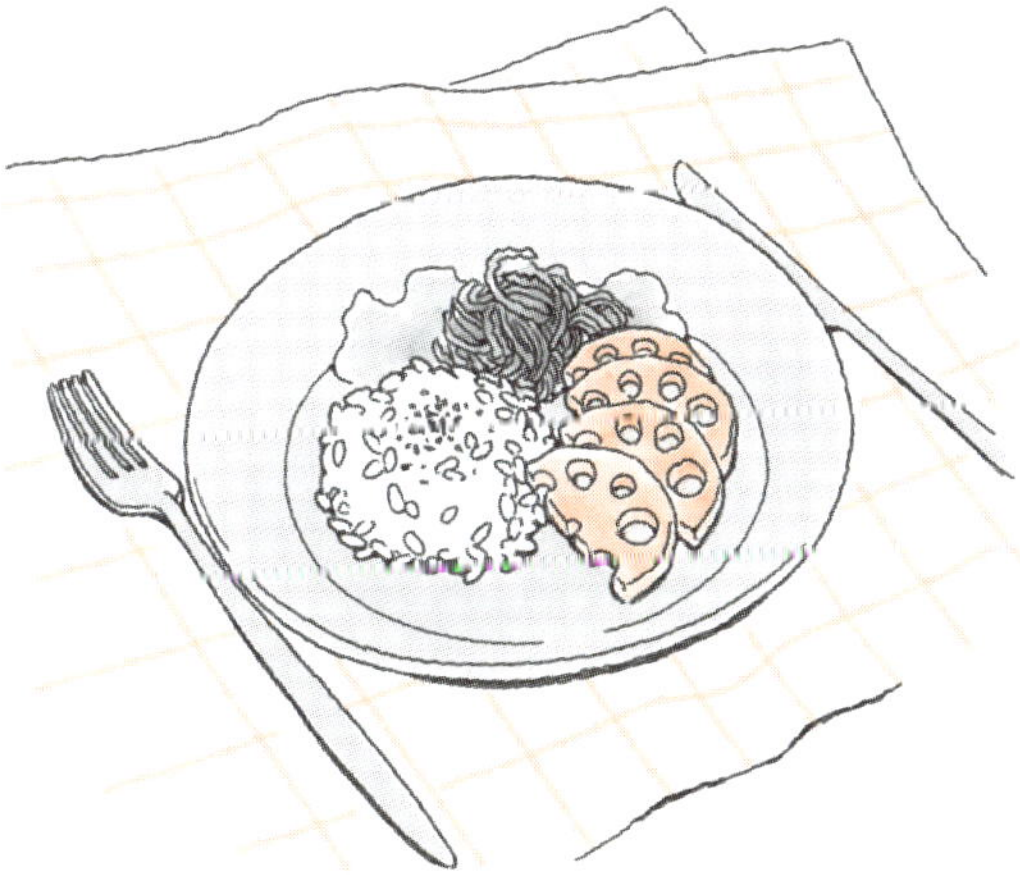

《ポイント》

このレシピは左のようにアレンジができます。

アレンジ①味にパンチが欲しい時は……

Aにすりおろし生姜を少々入れたり、すりごまをかけるとより味に深みが出ます。

アレンジ②甘酸っぱい味にしたい時は……

みかん汁大さじ1をAに足していただくと美味しいです。

肉なしで驚くほど美味しい

ブラウンシチュー

きのこと玉ねぎをたっぷり使うため、胃腸を整えつつ潤わせるこちらのレシピは、秋のはじめにピッタリです。

きのたまちゃんを作り置きしておけば、市販のルーなど一切使わず、ほんの10分ほどでとてもヘルシーで美味しいシチューができてしまう、魔法のようなレシピ。「え？　これ本当に肉なし？」と驚かれ、おかわりの手が止まらない一品です。子どもから大人まで、普段、野菜だけの料理に興味がない人でもこれを召し上がるとパクパク夢中で食べてくれます。

作り置きもでき、応用の幅も広いですし、大量に作って冷凍も可能という、大変重宝するレシピです。

●材料（約2〜4人分）
きのたまちゃん…300g
にんにく…1かけ（みじん切り）
オリーブオイル…大さじ1
トマト缶…140g
赤ワイン…80ml
水…70ml〜お好みで
塩麹…大さじ1と1／2（または塩…小さじ1〜）
胡椒…少々

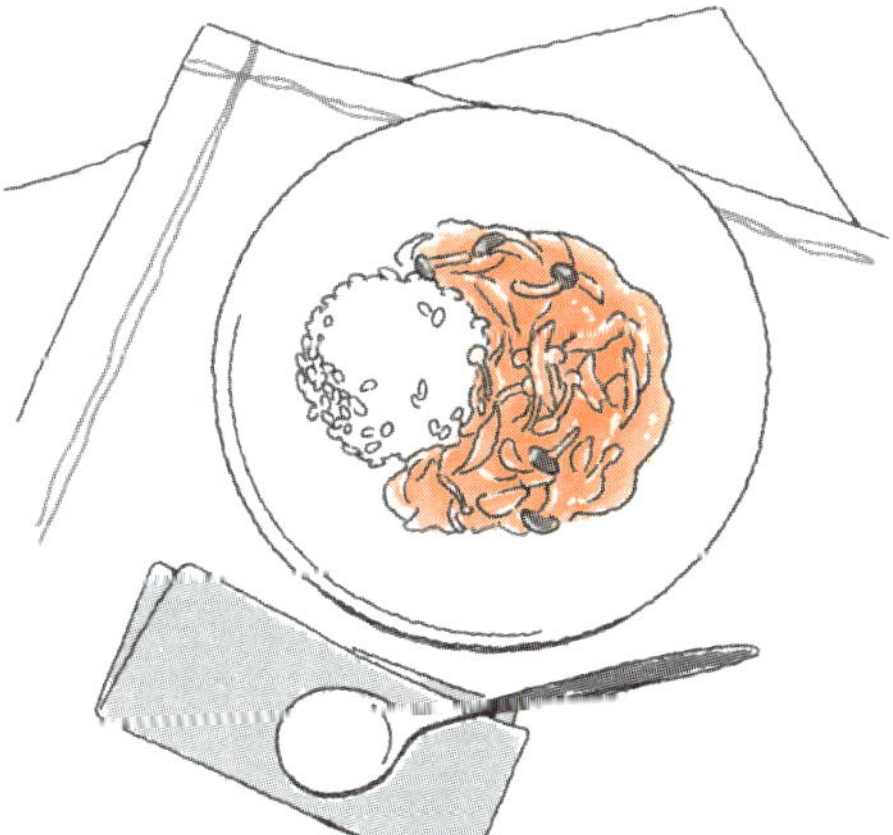

みそ…大さじ1
白ごまペースト（白ねりごま）…大さじ1
ローリエ…あれば1枚、またはハーブ…小さじ1／2

●作り方

①鍋にオリーブオイルとにんにくを入れて火にかけて、香りを出したら、全材料を加えて、コトコト5～10分ほど煮込んで味を整える。

《ポイント》

ローリエやハーブはなくてもできますが、あった方が深みのある大人の味わいになります。余ったら、パスタのソースにしても美味しいですし、オムライスのソースにしても美味味ですよ。

〈アルコールが苦手な方へ〉

赤ワインが入っていますが、コトコト煮込むことでアルコールはほぼ蒸発します。しっかりアルコールを抜きたい場合は、先に別の鍋でワインだけを強火で火にかけてから使ってみてください。どうしても赤ワインを使いたくない場合は、赤ワインの代わりに水で仕上げてください。さっぱりした感じに仕上がります。

recipe
冬のレシピ

冬の冷え対策にぴったり
体ぽかぽか薬膳鍋

体の芯からぽかぽかになるお鍋をご紹介します。薬膳鍋といっても、輸入した食材をあれもこれも揃えなくてもできる、地元でとれる食材をメインに無理なく準備して作れるお鍋です（もちろん、食材が手に入れば足してもＯＫです）。

さまざまなスパイスを配合し、食欲をそそりながら、胃腸のケアもしつつ、自然な冷え対策ができますよ。具材の組み合わせは自由にできますので、手に入れやすいもので作れる応用無限大なレシピにしてあります。

●材料（約4人分）

Aごま油…大さじ1

Aにんにく…2かけ分（スライス）

A生姜…1かけ分（千切り）

A黒すりごま…大さじ2と1／2

A長ねぎ…1／3本分（みじん切り）

B水…1L

B醤油…大さじ1

Bシナモンスティック…1本（粉なら最後に小さじ1ほど入れる）

（もし手に入れば花椒《ホアジャオ》、クコの実、ナツメ、八角など、お好みで少々）

塩、胡椒…適宜

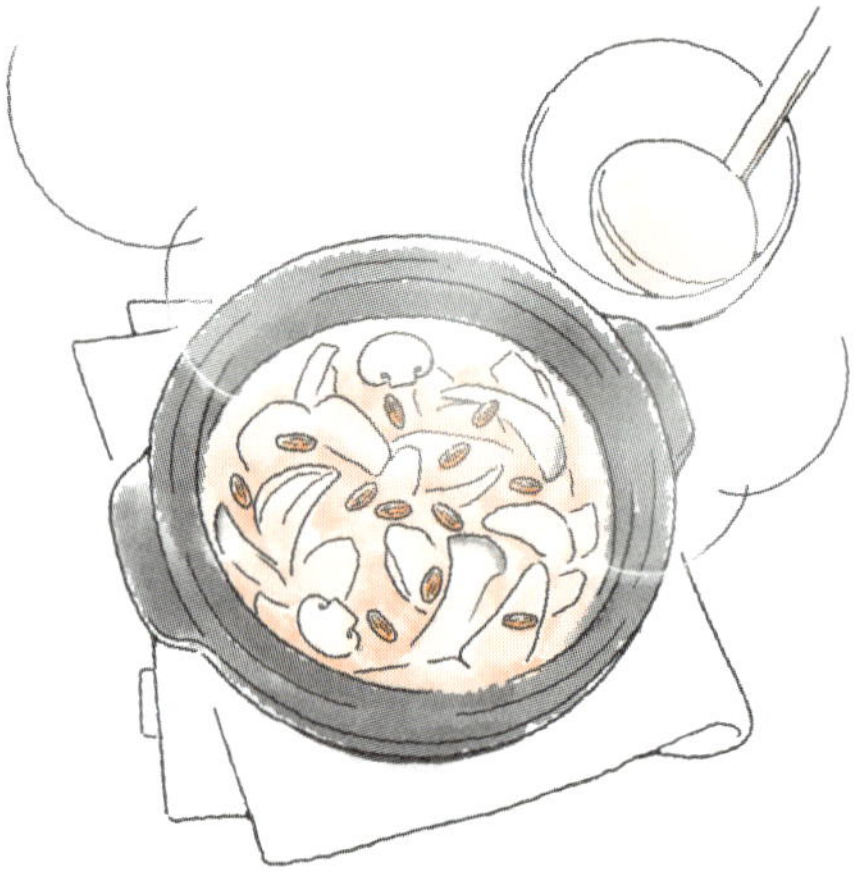

〈この薬膳鍋におすすめの具材〉

鶏肉…200〜300g（鶏肉の代わりにえび、鮭、帆立など魚介や、餅巾着を加えてもOK）
長ねぎ…1本分（斜め切り）
玉ねぎ…1個（くし形切り）
大根…1／4本（半月切り）
山芋or長芋…1／4本（半月切り）
人参…1本（斜め切り）
きのこ（黒きくらげ、まいたけ、えのき、しめじ、エリンギ、マッシュルームなど）…適宜

●下準備

鶏肉は塩麹（分量外、大さじ1〜2）で下味をつけておく。

作り方

①鍋にAを入れ、炒める。香りが出てきたら、Bの材料を入れ、コトコトさせる。塩、胡椒（花椒）で味を整えたら薬膳鍋のスープの完成。

②お好きな具材を入れて、火が通ればできあがり！

《ポイント》

スパイスをきかせたスープになるので、お子さんが食べる場合は花椒や八角は入れずに作っておき、大人分だけ足してお召し上がりください。

好きな鍋の具材を入れてお楽しみください。

栄養豊富で冷え対策にもなる

味卵&万能ダレ

味卵があったら、時間がない時のおうちごはんもすぐに仕上がります！　ほかほかごはんに味卵、スープさえあれば食が進みますね。

卵は、栄養豊富でバランスも取れ、体を潤し、血を補い、精神安定の効果まであります。また、ストレス解消にも役立ちます。砂糖なしの美味しい味卵です。

〈超シンプルバージョン〉

卵…2個
A醤油…大さじ1
A酢…大さじ1
A胡椒…少々

●作り方

①鍋にお湯を沸かし、ゆで卵を作る。冷水に入れて冷めたら殻をむく。
②密封袋に入れてAに一晩つける。

《ポイント》
胡椒以外にも、山椒やシナモンなど入れても美味しいですよ。

〈万能ダレにもなるやみつきバージョン〉
卵…5個
A長ねぎ…1／2本（みじん切り）
A玉ねぎ…1／4個（みじん切り）
A醤油…大さじ3
A黒酢（米酢）…大さじ2
A湯…大さじ2
Aはちみつ…大さじ1
A白すりごま…大さじ1
Aにんにく…1かけ（すりおろし）

作り方

①鍋にお湯を沸かし、ゆで卵を作る。冷水に入れて冷めたら殻をむく。
②保存容器にAを入れて混ぜ合わせる。ゆで卵を入れて、一晩つけたら完成。

《ポイント》

味卵をつけて余ったタレは、いろいろな料理の**万能ダレ**として活用してください。冷奴や湯豆腐に、唐揚げのタレ、餃子のタレ、炒めものの味付け、ごはんや麺類にかけてなど幅広く活用ができ、一度作ると二度楽しめますよ。

味卵を作り置きしておけば、普段の副菜にも、お弁当のおかずにも、おつまみにもなり、とても便利です。卵のゆで加減はお好みで調整してくださいね。半熟卵ならゆで時間は沸騰してから約7分、固めでしっかり火を通すなら約10分です。

丼やおかずなど活用無限大

きのたまあんかけ★

きのたまちゃんを応用することですぐにできて、作って楽ちん、食べ終わった後の体も楽ちんなレシピです。

整腸作用のある本葛粉を使うと最高ですが、なければ片栗粉でも可能。

●活用法

おかゆやごはんの上にかける。

厚揚げや茶碗蒸しなどの上にかける。

●材料（2人分）

きのたまちゃん…100g

出汁…200ml

片栗粉または本葛粉…大さじ1と1／2

醤油…小さじ1〜お好みで
（トッピングとして、白すりごま、オクラ、ねぎなど…適宜）

作り方

鍋に出汁と片栗粉または本葛粉を入れてよく溶かしてから、すべての材料を加え、火にしっかりかける。とろみが出てきたら完成。

《ポイント》

他に具を加えるなら、えびや枝豆などお好きな食材を足してもＯＫ。

冷え対策にも！　餅米なしでできる！

かんたん中華おこわ

「中華ちまきやおこわは、難しそうで作ったことがない」「餅米を買っても使いきれない」という方にも作ってもらえるよう、驚くほどかんたんにできる方法を編み出しました。○○の素も使わず美味しくできます。
餅米がなくてもできるように、お餅でもっちり感を出します。ただかんたんという
だけでなく、薬膳的にも冷え対策の効果を高めることができるため、一石二鳥。材料
はできるだけシンプルにしていますが、具を変えれば応用も無限大です。

●材料（作りやすい分量）

米…2合
切り餅…1個
A切り干し大根…15g
A干ししいたけ…1個
人参…30g
油揚げ…3枚（または、鶏もも肉…70g）
にんにく（すりおろし）…2g
生姜（すりおろし）…5g

Aの戻し汁…350ml
醤油…大さじ3
ごま油…大さじ1
みりん…小さじ1

●下準備
切り干し大根はキッチンバサミで約2cmに切る。
干ししいたけと切り干し大根を多めの水で戻しておく（戻し汁を使うため）。

●作り方
①米をとぎ、ザルに上げて水を切る。
②戻した干ししいたけはスライスする。

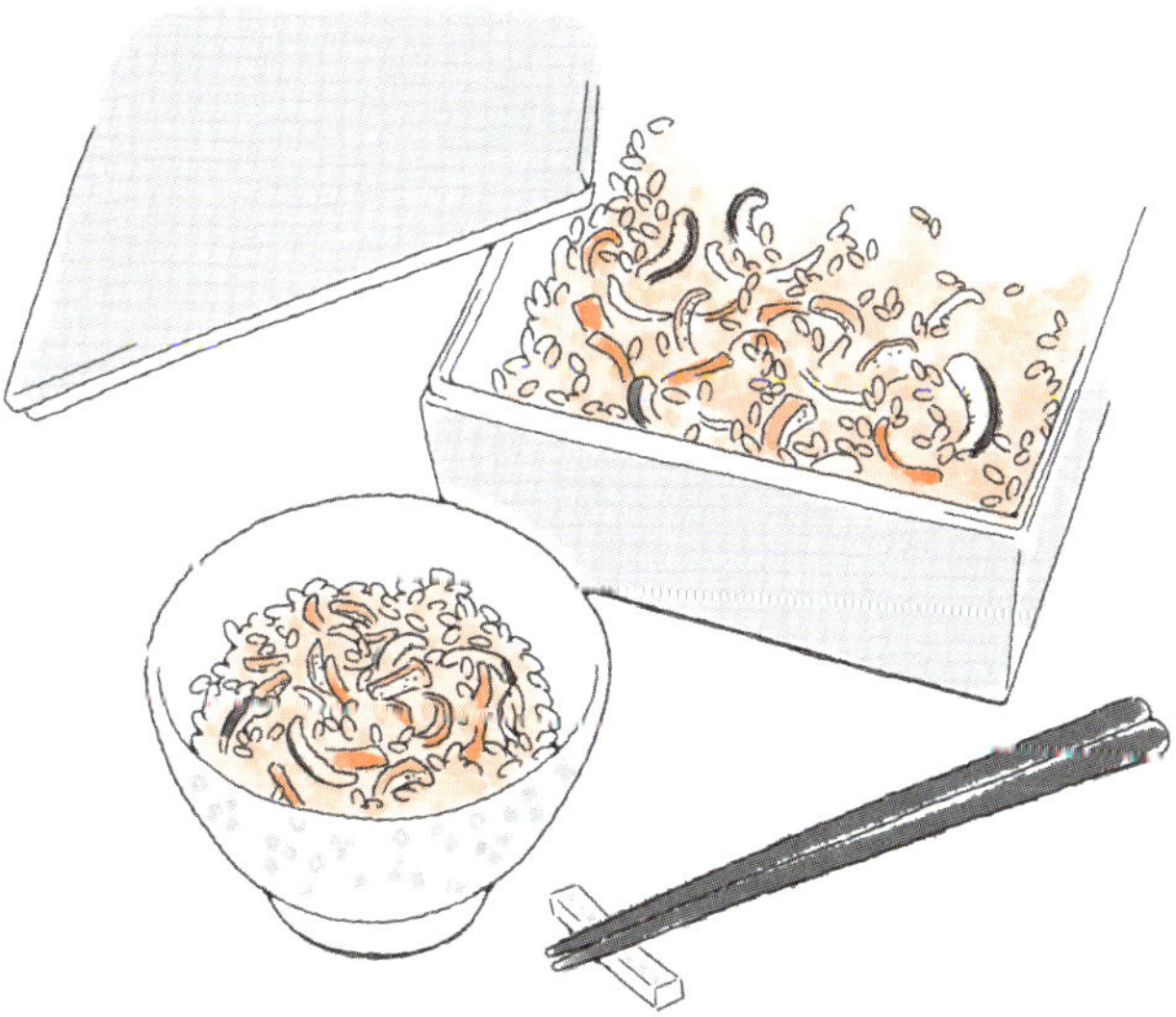

③人参と油揚げは、短冊切りにする（鶏肉なら、小さめ一口大に切る）。
④炊飯器に全材料を入れて炊く。炊き上がったら全体をよく混ぜて盛りつける。

《ポイント》
桜えび大さじ1程度を加えると香りも出て美味しく、温め効果も上がりますよ。
お好みで銀杏や栗などを加えてもさらに味わい深くなります。

パワーチャージできる
野菜の唐揚げ（大根、れんこんなど）

唐揚げは鶏肉だけじゃない！

メインが野菜でも、野菜だけとは思えないくらい子どもから大人まで大喜びする料理の1つ。

大根、れんこんは免疫力が低くなりやすい冬の時期に欠かせない野菜ですが、家族がなかなか食べてくれない……そんな時には、食べてもらいやすいように、唐揚げにすればみんなが笑顔になります。小麦粉を使わないで美味しく作る方法を紹介します。

●材料（作りやすい分量）
大根…200g
れんこん…100g
生姜…少々（すりおろし）
にんにく…少々（すりおろし）
醤油…50ml
A片栗粉&米粉…適宜（半々くらいで）
揚げ油…適宜

●作り方
①大根は乱切りまたはいちょう切り、れんこんは厚さ約1cmの半月かいちょう切りにする。

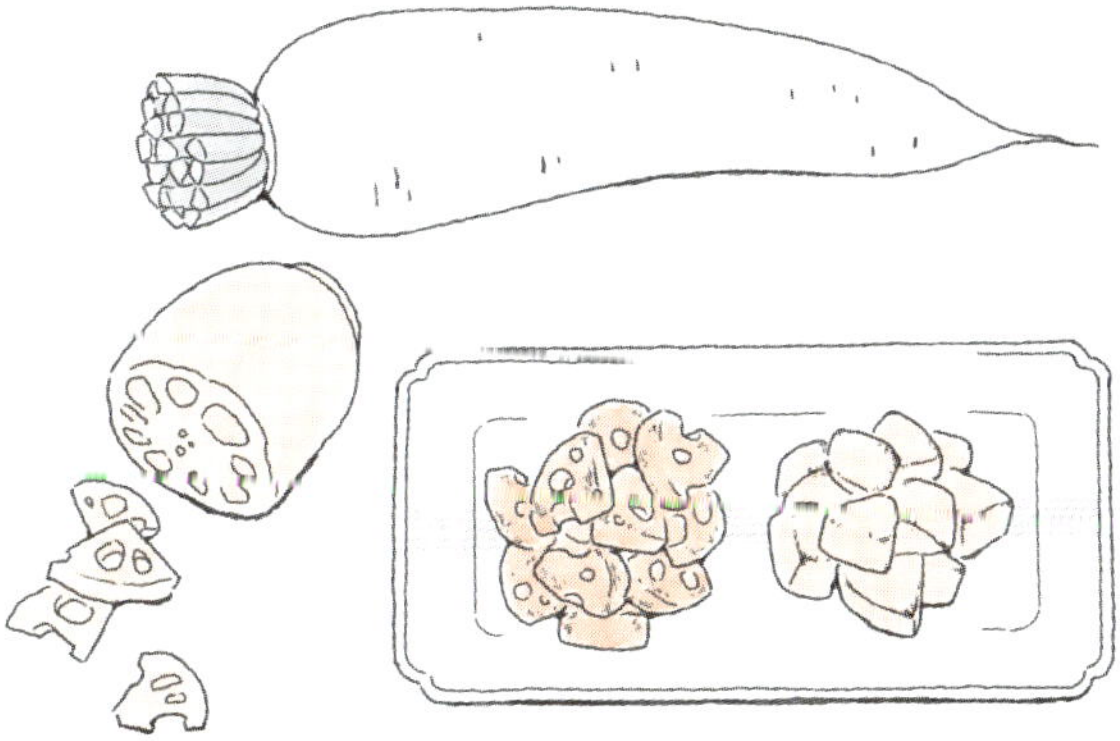

②食品用のポリ袋に①と生姜とにんにくを入れ、醤油を注いで下味をつける。
③Aを野菜にまぶしてカリッと揚げる。

《ポイント》
実働としては15分以内でできる料理ですが、できれば下味は30分くらいつけておいた方が美味しく仕上がります。他の野菜でも美味しくできます。

第 4 章

魔法の「ハッピーみそ汁」

行き着いたのはシンプルな道

「誰でも取り組めるかんたんな健康食は何か？」「短時間でも癒されるごはんにするにはどうしたらいいか？」と考えていった先に行き着いたのは、結局はシンプルな料理でした。

それは日本人のソウルフードでもある、「おみそ汁」です。

この章では、**できるだけかんたんに効果は最大限に出るように工夫をこらした「ハッピーみそ汁」を紹介します。**

料理が得意ではなかったわたしが、母の大病をきっかけに「食事療法」そして「料理」に目覚めたのはおよそ20年も前のこと。

母とともに食の力を信じ、試行錯誤を重ねる日々の中で、自身の不調も次第に改善し、食べることの奥深さに心惹かれていきました。

しかし、すべてが最初から順調だったわけではありません。母の病状を少しでも改善しようと必死で取り組みましたが、時に困難も伴いました。先にも書きましたが、自分たちはよかれと思って食生活を一変しようとしても、ついていけない家族もいるからです。

また、同じように病気や体調不良になる人たちとそのご家族は、必ずしも同じくらい食事を整えたいという熱意を持っているわけではなく、どちらかが食生活を変えたいと思っていても、片方（相手）が理解できず継続が難しいこともありました。どうしたらみんなが継続してできるかな？　と考えた時、誰もが無理なく毎日続けられるものが必要だと考えました。

毎日当たり前のように作れるくらいかんたんなものを考えているうちに、たどりついたのが「みそ汁」だったというわけです。

毎日いただくみそ汁をバージョンアップできたらいい！　そう思って14年かけて試行錯誤しながらたどりついたのが「ハッピーみそ汁」というわけです。

みそは日本の誇るスーパーフード。発酵食品として、腸内環境を整える力もあります。腸が元気になると、体全体の調子がよくなるため、心の落ち着きも取り戻しやすくなります。おみそ汁は、どんな体調の時でも安心して取り入れられる万能な一品ですし、毎日飲んでも飽きません。

また、おみそ汁であれば日常の中でかんたんに作れます。レシピを見なくても作れるシンプルさで、そこにかんたん薬膳の知恵や心のケアなどを詰め込んだものが「ハッピーみそ汁」です。

多くの方々から、「ハッピーみそ汁」を日々の食事に取り入れることで、体だけでなく心も癒されたという感動の声をいただいています。皆さんの生活に少しでも幸福をもたらせることができたらと願っています。

普通のみそ汁を超えた「ハッピーみそ汁」

毎日の食卓のおみそ汁には、どんな具材が入っていますか？　豆腐、わかめ、油揚げ、ねぎ……定番の組み合わせが続いている方も多いことでしょう。

それでも全く問題はありません。でも、もしそんなあなたが「ハッピーみそ汁」を取り入れたら、ストレスが減るだけでなく、体調がぐんとよくなる可能性が広がるのです。

この章では、すぐに実践できる体調ケアに特化したおみそ汁のコツを紹介します。

普通のおみそ汁と何が違うのかと言えば、かんたん薬膳を取り入れた上で、作るのが楽になる心理的アプローチも加えているところです。

①あなたの体調に合わせた具材、②より一層効果の上がるおみその使い方、③体と心を整える作り方の3つがポイントです。

体調に合わせた具材の組み合わせは最後にレシピを載せてご紹介しますね。

次に、第2章でも書きましたが、どのような調味料を使うかがとても大切で、おみそ汁を作る時にも、本当に質のよいみそ選びが鍵となります。

せっかくおみそ汁を作っても、みそに添加物が多いものだと体への負荷がかかってしまい効果が半減してしまいます。毎日のおみそ汁でサプリのように体をよりよく整えたいなら、無添加で良質のみそを揃えたいですね。

その上で、さらに大事になるのは、**おみそ汁を作る過程そのものに楽しさと癒しが込められていること。**

この小さな工夫が、毎日の習慣に驚くほどの変化をもたらしてくれるはずです。難しいことではありません。少しのコツを知るだけで、あなたの「ハッピーみそ汁」が体と心を整えるすばらしい味方となるでしょう。

その日の体調に合わせて作る、ハッピーみそ汁

おみそ汁は、わたしたちの日常に寄り添い、心と体を癒す特別なスープです。そこで、今回は「ハッピーみそ汁」の効果がさらに引き立つ、かんたん薬膳を取り入れた、体調に合わせたおみそ汁の作り方をご紹介します。

薬膳の考え方を取り入れることで、おみそ汁はただの食事ではなく、あなた自身の体を整えるための食べる「お薬」または「調整役」となるのです。

例えば、疲れが溜まっている時には、滋養強壮に優れた具材を加える。暑さをぬぐいたい時には、クールダウンさせる食材を取り入れる。冷えを感じる日には、体を温める効果の具材を選ぶことで、体調に応じたケアができ、より効果的な一杯が完成します。

そのためには、「今の自分がどんな状態か？」体と心の声に耳を傾けることが大事になります。今、自分に必要なことは何だろう？　取り過ぎているものはないかな？体はどんなサインを出しているかな？　自分の体に関心を持つこと、やさしく気にかけてあげることが最初の一歩です。

その上で、薬膳的な効果のある具材を合わせたおみそ汁を作れば、自分自身と向き合う大切な癒しのひとときとなるでしょう。第3章のレシピのように、かんたんにできる薬膳の知恵をおみそ汁にも毎日取り入れていくと、体と心を楽に整えられますよ。本章の最後に体調別にケアできる「ハッピーみそ汁」のレシピを載せています。

美味しくするヒント

おみそ汁をより美味しくするには、どうしたらよさそうか、想像してみてください。特別な鍋を使う？　時間をかけて作る？　高級なみそやオーガニック食材だけを厳選して揃える？　もしかしたら、最新の高級キッチンツールを使うことも考えるかもしれません。

でも、ご安心ください。そのいずれも必要ありません。本当に大切なことは、もっとシンプルで、どなたにもできることです。その秘訣は、2つあります。

1つめが「**心を込めて作る**」こと。作る過程を楽しみ、愛情をたっぷりと注ぎ込むことが、何よりもおみそ汁を美味しくする秘訣です。心を込めて一杯一杯丁寧に作ること。眉間にシワを寄せて作らないこと。口角を上げて微笑みを作って作ることが大事なポイントです。

たとえシンプルな具材であっても、丁寧に洗い、切り、愛を込めてお鍋に入れるだけで、その一杯は格別なものになります。おみそを溶き入れる時にも、具材たちと対話するように、静かにやさしくかき混ぜていきます。その所作が、心を穏やかにし、その心の静けさが、味わい深い一杯へとつながります。

2つめが、**「香りを立たせる」**ということです（食材を扱う時に香りを立たせる工夫をしてみるのです）。例えば、ごまもするとより美味しくなるように、おみそもただ入れるのではなく、すり鉢でするとさらに香りが立ち、作る人の心もより癒されるのです。

やり方はかんたん。おみそを静かにすり鉢でするだけ。この工程を入れるだけで、より美味しくなりますし、心が静かにワクワクする状態になり、幸福感を得られます。それはまるで瞑想のような感覚になるため、わたしはこれを「みそ瞑想」と名付け、「ハッピーみそ汁」で大事なステップとしてお伝えしてきました。ほんの一手間をかけるだけで、その何倍ものいいことが起きるのです。

「ハッピーみそ汁」で奇跡が起きたワケ

ある時、「ハッピーみそ汁」をマスターした生徒さんにすごい変化が続々と起きました。これは、材料を変えただけでは起きなかったこと。材料も道具も全く変えずに、どうやって？

実は、前述した「**ハッピーみそ汁**」**のポイントを大切に作り始めた方々から、ご家族が急に「おみそ汁が美味しい！」と言い始めたり、みそ汁が嫌いだった子どもたちが「おかわり！」と言うようになったのです。**

「夫が食事中に『美味しい』も言わない。『ごちそうさま』すら言ってくれない」ということは多く耳にします。しかし、あるご家庭ではこの「ハッピーみそ汁」の作り方を大切に取り入れたところ、旦那さんが初めて「ありがたいなぁ」と言ってくれて、うれしそうにみそ汁を飲む姿を見て感動したと奥様が涙を流しながら報告してくださいました。それもひと家族ではありません。たくさんのご家族から感謝のメールや変化のご報告が続々と届いています。
中には、「妻が先生のところで学んでから料理を楽しんで取り組むようになって、おみそ汁も料理も美味しくなってうれしいです！　ありがとうございました！」と旦那様が、わたしに直接お礼のメッセージをくださったこともありました。ごはんの感動は目に見えない工程から伝わっていくのですね。

毎日同じように見えるおみそ汁も、あなたの心の状態や気持ちに合わせて変化します。だからこそ、その日の自分にぴったりの一杯を作る楽しさを味わってみてください。心を込めることで、いつものおみそ汁が、特別な「ハッピーみそ汁」に変わるのです。

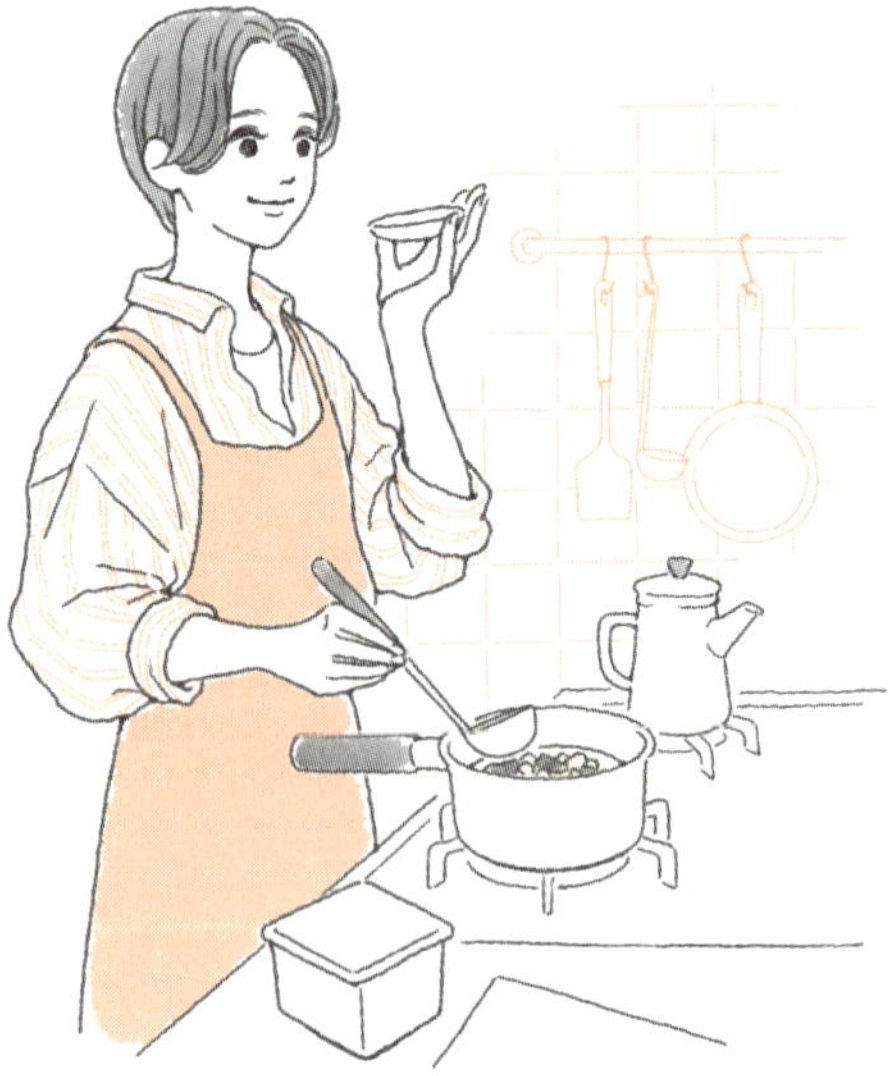

ハッピーみそ汁レシピ

ここから、体調別に作れるように参考までにレシピをご紹介します。よくある不調をケアできるようなおみそ汁をいくつか選びました。最後に、わたしの夫がアトピーを克服した際に、とても大事な役割をしてくれた「ハッピーみそ汁」のレシピもお伝えします。

さっと自分の分だけ作りたいという時にも作りやすいように、1人分のレシピで記載しておきますね。

胃腸ケアに

きのたまみそ汁★

きのたまちゃんを使うことで、かんたんに味が整いますし、合わせてきのたまちゃん効果もあってデトックスもしやすく、胃腸ケアにもよい最強のおみそ汁がインスタント級にすぐにできます！　超かんたんなのに、本当に美味しくてびっくり！　うれしい！　と大人気のレシピです。忙しくて時間がない時にも役立つはずです。

●材料（1人分）

きのたまちゃん…大さじ2
みそ…大さじ1
お湯…180ml

●作り方

きのたまちゃんをお鍋に入れ、お湯を注いで温めたら火を止めて、みそを加えてよく溶き混ぜるだけ。

〈30秒バージョン〉

すべての材料をお椀に入れ、お湯を注いでよく混ぜるだけ。

むくみ解消
梅雨のハッピーみそ汁

むくみといえば、利尿効果のあるとうもろこしがおすすめ。おみそ汁にも合いますよ。もし、生のとうもろこしを活用するなら、とうもろこしの芯を出汁にして作るとさらに美味しくなりますし、効果も倍増します。

●材料（1人分）

Aとうもろこし（実の部分またはコーン缶）…大さじ2
A出汁 or お湯…180ml
わかめ…適宜
みそ…大さじ1

●作り方

生のとうもろこしの場合は下準備として、とうもろこしの実をとっておく。お鍋にA

を入れ、温める。とうもろこしに火が通ったら火を止めて、わかめとみそも加えて混ぜる。

《ポイント》

とうもろこしの実をそいだ後の芯をひたひたの水に入れて弱火で20分ほど煮出すと、美味しいお出汁ができます。

夏野菜を活用

夏バテ対策ハッピーみそ汁

夏野菜コンビで夏バテ予防のおみそ汁ができます。トマトをおみそ汁に入れていいの？　と驚かれることも多いのですが、実はとても相性がいいのです。火の通りに少し時間がかかるなす、オクラ、トマトの順番に切って火にかけていくと、あっという間に仕上がりますよ。

●材料（1人分）
なす…約2cmの長さ分
オクラ…1本
プチトマト…2個
みそ…大さじ1
出汁orお湯…180ml

●作り方
①なすは1cm幅の半月切り、オクラは小口切り、プチトマトは半分に切る。
②鍋に野菜と出汁を入れて火にかけて、材料がやわらかくなったら火を止めてみそを加える。

《ポイント》
青じそをちぎって加えても美味しいです。そうすると香りも立つので、リラックス度が増しますよ。

薬膳的にもバッチリ

冷え対策ハッピーみそ汁

乾燥した桜えびは、調理も楽でとても便利。また、味や香りがよくなるだけでなく、薬膳的に冷え対策にもなります。冷えが気になる方は、合わせて生姜も加えてみてください。より一層の相乗効果が高まります。

●材料（1人分）

乾燥桜えび…大さじ1
生姜すりおろし（あれば生姜パウダー）…少々
みそ…大さじ1
出汁orお湯…180ml

●作り方

温めた出汁orお湯を用意しておき、すべての材料をお椀に入れてよく混ぜる。

旅行や出張先に持参できる、基本のみそだま

実は、この基本のみそだまが夫のアトピーをなくすのに大事なカギとなりました。というのも、結婚当初、夫は出張が多く、合わせて外食も多かったため、出張中にわたしができることは限られていました。

自宅にいる時の食事は常に「ヒーリングごはん」で整えていました。けれども、外食まで制御することなんてできません。

完璧を目指すことよりも、少しでも夫の体が整う工夫ができたらな、という想いから、「ハッピーみそ汁」のみそだまを作り、出張先でおみそ汁を朝飲んでもらうようにしていました。これなら、マグカップとお湯さえあればかんたんにおみそ汁ができるからです。

みそだまは、学校や職場をはじめ、旅行や出張先に持参するのにとても便利です。

外食が続いたとしても、これがあるだけで体調も整いやすいのを実感しています。また、作り置きしておいて、家族が時間差で食べる場合にも1人分ずつできて、とても便利。

いつでも手作りで安心安全、体も整うインスタントなおみそ汁ができますよ。

●材料（みそだま5個分）

みそ…大さじ5

粉末昆布（無添加で原料が昆布100％のもの。または粉末干ししいたけでもOK）…小さじ1／2

切り干し大根…ひとつまみ

乾燥わかめ…ひとつまみ

●作り方

①切り干し大根は、キッチンバサミで細かくカット。すべての材料をボウルに入れてよく混ぜる。

②全体を5等分にし、1つずつ丸める。

《ポイント》

お椀にみそだまを1個入れて、お湯180mlを注げばかんたんなおみそ汁のできあがり。みそだまは冷蔵庫で約2週間日持ちします。

これをベースに、自由にトッピングや具を変えればさまざまなバージョンのみそだまができます。大事なことは、具を乾物にすることです。生ですと日持ちがしませんのでご注意を。

第 5 章

毎日のごはんから、幸せになろう

幸せは食卓から始まる

この章では、幸せになる食との向き合い方や、幸せを感じる食の風景についてふれたいと思います。

毎日のごはんは、単なる栄養補給のためだけではありません。

わたしたちの体と心を癒し、整え、日々の暮らしに喜びをもたらす大切な時間でもあります。

現代社会では、忙しさの中でついつい手抜きをしたり、早食いをしたりして、食事の質をおろそかにしがちです。しかし、料理をして食べるという行為は、わたしたちの体と心に深く結びついています。だからこそ、毎日の食事を少し見直すだけでも、幸せ度を上げることができるのです。

最初のステップとして大切なのは、「**体の声を聴くこと**」です。わたしたちの体は日々、絶え間なく変化しています。季節の移り変わり、仕事や人間関係のストレス、睡眠不足や運動不足など、さまざまな要因がわたしたちの体調に影響を与えています。いつだってわたしたちの体は、何が必要か、何を求めているかを教えてくれるサインを発しています。しかし、その声に耳を傾けることなく、ただ「なんとなく」「食べなきゃいけない」と習慣的に食事をとっていると、体の声は次第に聴こえなくなってしまいます。

まずは、ゆっくりと深呼吸をしてみましょう。目を閉じて、自分の体の内側に意識を向けてください。

今日はどんな気分ですか？　体は軽いですか？　それとも少し重い感じがしますか？　お腹は空いていますか？　それとも、ただ口寂しいだけ？　体は冷えていないかな？

このように、自分の体が今、何を求めているのかを感じ取る時間を持つことが大切です。そして、その声に応えて、体が本当に必要としているものを選んでみましょう。

例えば、胃が疲れていると感じる日は、消化にやさしい温かいスープやエネルギーを補給できる具だくさんのみそ汁がおすすめです。心がざわついている日は、やさしい甘みのあるお野菜を中心に、香り豊かなハーブや柑橘系を使った料理が心を落ち着けてくれるでしょう。

逆に、体に熱がこもり過ぎている日には、新鮮な野菜たっぷりのサラダや、夏野菜を使った料理などが余分な熱をとってクールダウンさせ、エネルギーをバランスよく整えてくれるはずです。

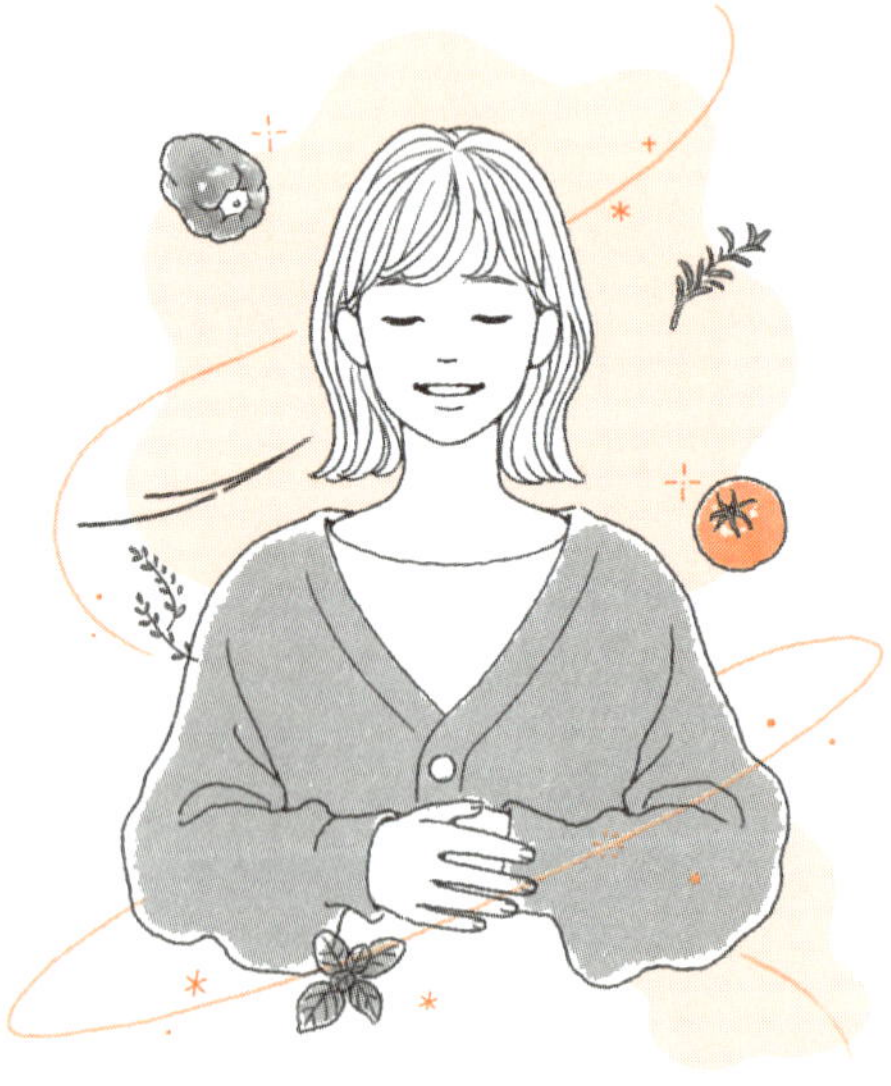

このように、毎日の食事をただのルーティンではなく、体と心の対話の時間にしてみてください。

食材を選ぶ時、料理を作る時、そして食べる時、それぞれの瞬間に心を込めて、体と心と向き合うことで、食事がただの栄養補給の時間ではなく、体と心を癒し、満たしてくれる幸せなひとときへと変わります。

そして、この習慣を続けていくうちに、体の声がますますクリアに聴こえるようになり、自分にとって本当に必要なものが自然とわかるようになってきます。その結果、体調はもちろんのこと、心の安定感や幸福感も増してくるでしょう。

体の声に耳を傾け、その声に応える食事を続けることが、心身の健康を支える土台となり、ひいては日々の幸せへとつながっていくのです。

毎日のごはんが、あなたにとって、幸せの源になりますように。体の声を聴きながら、自分を大切にする食事を、ぜひ楽しんでください。

呼吸と料理

「忙し過ぎて、心に余裕がない」という時、ついつい眉間にシワが寄ってしまいませんか？　イライラして作り始めるよりも先にしたいのは、まずは「深呼吸」です。心を整えることで、料理が単なる作業から心身を癒す時間に変わります。

深い呼吸が幸せの鍵。それは、日本語にも長く根付いていることでわかります。辛い時、人は「息が詰まる」と言いますが、逆に、息はいい意味でも使われています。「息が合う」「息が長い人」「息が長い仕事」というように。つまり、息次第でうまくいくかどうかも変わるということです。

「息」は〝自〟らの〝心〟と書きます。かつて日本人は息・呼吸を大切にしてきました。というのも、呼吸は心が整うことになり、つまりは自分を大切にすることにもつながるからです。料理も、深呼吸をしてから始めると、心が落ち着き、無理なく取り組むことができます。深呼吸のポイントは、息をゆっくり吐くこと。これにより、心身の緊張が解け、本当に必要なことに気づけるかもしれません。

そのため、**「ヒーリングごはん」では、「呼吸を整える」ということも大事にしています。**料理もストレスを感じたら、まずは深呼吸をすることをおすすめしています。料理に取り掛かる前に、深呼吸をゆっくり３回してみる。料理をしている時も、意識して呼吸をゆっくりにしてみる、などです（「サニー式深呼吸」の巻末特典がありま す。詳しくは２０６ページ）。

もしかしたら、料理中に自分の呼吸がどうなっているかなんて気にしたことがないかもしれません。集中し過ぎて息を止めていた、なんてこともあるかもしれません。大事なのは、呼吸を感じることで、今の自分の状態に気づくことです。今、リラックスしているかどうかのバロメーターが深い呼吸だからです。

おうちでストレスなく料理するには、リラックスしていることが大事で、意識するといいのが呼吸と言えます。

呼吸と合わせて、さらにやるといいことがあります。それが、口角を上げ、口元にささやかな微笑みを作ること。すると心が自然とゆったりしてきます。不思議とイライラや焦りが軽減し、心が穏やかに落ち着いてくるでしょう。お金もかからず、誰でもできる工夫の1つです。

呼吸と料理には深い関係があります。**呼吸は、心身に直接作用し、ストレスや緊張を和らげ、集中力や感性を高めます。料理のひとつひとつの工程が丁寧になり、仕上がりの美味しさもグンと高まります。**

例えば、料理中も呼吸に意識を向けて、野菜を切る時や調理をする時に、呼吸のリズムと動作を合わせていきます。生姜をすりおろす時にも息を止めずに自然と香りを嗅ぐようにゆったり呼吸してみたり、炒めものをする時にも息を止めずにゆったり香りを楽しむ、というように。

呼吸と動作をリンクさせることで、料理がスムーズになり、リラックスした状態で作業が進みます。これにより、料理の過程がより楽しく、心地よい時間となります。

また、呼吸を意識すると五感がとぎ澄まされ、食材の香りや手触り、音に対して鋭く反応できるようになります。こうした感覚が磨かれると、料理ストレスがなくなり、味付けも自然とうまく整い、より美味しい料理が生まれます。

食事を楽しむ際にも、呼吸は重要です。ゆっくりとした呼吸とともに、ひと口ひと口を丁寧に味わうことで、食べることが瞑想のような深い癒しの時間となります。さらに、消化がよりスムーズになり、食事の満足感まで高まり、心が満たされます。

呼吸と料理が調和することで生まれるのは、ただ美味しいだけでなく、心身にバランスをもたらす「ヒーリングごはん」です。こうした料理は、体を整えるだけでなく、心も癒します。呼吸を整えて料理をすることで、自分自身と向き合い、体と心をいたわる時間が生まれるでしょう。

体が何を求めているかわからない時の処方箋

今の体調がどうなのか、体の声を聴くことが大切だとわかっていても、忙しさや日々のストレスの中で、その声がかすれて聴こえなくなることがあります。

そんな時、「今、自分の体は何を求めているんだろう？」と戸惑うこともあるでしょう。体の声が聴こえないと感じた時は、次のような工夫を取り入れてみてください。

1、シンプルな食材に立ち返る

体が何を欲しているかがわからない時、たいてい、ファストフードや加工品など自然でないものを食べ過ぎているか、食事をあまり大事にできていない時です。

まずは鮮度のよい食材と、よい調味料でシンプルに味わってみましょう。例えば、作るのはスープだけでもいいんです。自然な食材だけで作られたシンプルな料理は、体に負担をかけずに消化しやすく、栄養価も高いので、どんな時でも安心して取り入れることができます。シンプルな食事は、体の感覚をリセットするのにも役立ちます。

2、季節の食材を取り入れる

季節に応じた食材を選ぶのも、体が求めるものに気づきやすくなる自然と寄り添うためのよい方法です。

春には新鮮な山菜や緑の葉もの、夏にはみずみずしいパプリカやきゅうり、秋には豊富なきのこ類、冬には体を温める根菜類など、その時期に旬を迎える食材を意識的に取り入れてみましょう。

旬の食材は、その季節に体が必要としている栄養を豊富に含んでいるため、自然と体調が整いやすくなります。

3、おみそ汁を活用する

迷った時には、おみそ汁を作ってみましょう。詳細は、第4章「ハッピーみそ汁」にまとめてありますので、何度も大事なところを読み返したり、実際に作ってみてください。

大切なエッセンスを取り入れると、すぐに体も心も整えることができるでしょう。

4、心を整える時間を作る

体の声がわからない時は、心が乱れていることが多いものです。そんな時こそ、**まずは深呼吸。**

そして、リラックスする食材を取り入れましょう。

かんたんなのは、みかんなどの柑橘系などをとることです。他にも、お気に入りのお茶をゆっくり飲む、少し散歩に出かけるなど、心を落ち着ける時間を意識的に作ることで、体の声も聴こえやすくなります。

5、感謝の気持ちで食事を楽しむ

最後に、食材への感謝の気持ちを持つことが、体の声を取り戻す大切な鍵となります。どんなにシンプルな食事でも、心を込めて食材を選び、丁寧に調理し、感謝して味わうことで、その一食が特別なものになります。

「ありがとう」という感謝の気持ちは、体を整えるための強力なエネルギーとなり、

体と心の調和にもつながります。

体の声が聴こえにくいと感じた時は、これらの工夫を取り入れながら、焦らずゆっくりと自分のペースで体と向き合ってみてください。

どんなに小さなことでも、それを重ねていけば、やがて大きな変化をもたらします。

あなたの体と心が、日々の食事を通じて幸せを感じられるように、温かい気持ちで自分をやさしくいたわってくださいね。

癒しのキッチン

料理に集中していると、まるで神社参拝のような、心が洗われる感覚だな、と思うことがよくあります。

例えば、頭の中の思考がなくなって静かになり、食材の生命力あふれるみずみずしさを感じて、自然と一体になり、清々しさで包まれているような感覚です。同時に、キッチンがまるで神社のような神聖な雰囲気に感じることもあります。

キッチンは、日々の食事を作るだけでなく、心を整える空間にもなります。とらえ方次第で、心を穏やかにし、癒しを与える場所にもなるからです。忙しい毎日の中で、少しだけ工夫を凝らすことで、キッチンがあなたにとっての癒しの空間へと変わります。

まず、キッチンに「自分らしさ」を取り入れてみましょう。お気に入りの色やデザインの食器、使っていて心地よい調理器具を選ぶだけで、キッチンがよりあたたかみのある場所になります。

決して高級なものやたくさんの道具は必要ありません。

例えば、わたしは調理道具の機能性も大事にしていますが、形や色などがシンプルで、置いた時や持った時に心がときめくものを選んでいます。

また、お花が好きなので、キッチンに季節の花を常に1輪でも飾って心をときめかせています。自分の「好き」をできるだけ取り入れて、ワクワクしたり、エネルギーが高まるような空間を作り出し、心を和ませるのも手です。

もちろん、言うまでもなく「整った空間」を作ることは癒しのキッチン作りに大切なことです。**きれいに整頓されたキッチンは、見た目にも心地よく、料理をする時間がスムーズで快適なものになるでしょう。**

わたしは時々道具をしっかり磨く時間をとるようにしています。無心になっていつもがんばってくれている道具をピカピカにすると、より一層愛着も湧きますし、磨くという行為は、運気も上がるおまけつきです。実際に、磨く習慣を取り入れた生徒さんが、家族仲がよくなったり、家族が自然と手伝いをしてくれるようになるなど、いい変化がありました。

「料理する気になれない」と思ったら、まずはキッチンに「光」を取り入れるか、磨いて輝く部分を増やしてみてください。きっと料理そのものがより楽しく、心地よくできるようになりますよ。

癒しのキッチンは、あなたの体と心をやさしく包み込み、毎日の暮らしに穏やかなリズムをもたらしてくれます。この空間作りを大切にすることで、料理の時間がより楽しいものへと変わっていくでしょう。

観察力が磨かれる料理

春には、美しい桜が咲き乱れていると、心があたたかくなったり、ときめいたり、うれしくなりませんか。

日本では春になると桜の花を楽しむわけですが、実は桜というのは根っこが丈夫じゃないと咲くことができません。

「目に見えるところより目に見えない部分こそ、本質が宿っている」とよく言われています。いかにその部分を観て味わえるかが大事ですが、なかなかできることではありません。

実は、「ヒーリングごはん」を実践しているうちに、本質を観るチカラが自然と養われるはずです。

花の根っこを観る。
木の根っこを観る。

そんなふうに

ねぎの根っこを観る。
もやしの元になった豆を観る。

わたしたちは普段、食べ物を見ているつもりが、しっかり見ていないことがほとんど。食材をなんとなく見て作り、なんとなく見て食べているかもしれません。

毎日たったひとつでも食材をじっくり観察する習慣がつくと、楽しさが倍増するでしょう。これらは実は、赤ちゃんや小さな子どもが自然としていることです。何を観ても本当に興味津々で好奇心旺盛。キラキラした眼で愛でるように観る天才です。

実際に今、目の前に見えなくても、心の眼で観るつもりで料理の準備をしたり、食事を味わえていくと、本当にあたたかな自分を取り戻せて、ありがたいな、とただただ感謝があふれます。

このことを意識して料理していくと、自分と食材、自然がすべてつながり調和する感覚を持つことができ、不思議な癒し効果があります。「ヒーリングごはん」を学んだ生徒さんがある日、きゅうりを切っている時に、今まで以上にきゅうりのみずみずしさを感じ「きゅうりが生きてる」と感動して涙があふれたとおっしゃっていました。それは、きゅうりをただの食材として適当に扱うのではなく、きゅうりを生命そのものとしてそれに関わる「全体を観る」ことができたからだと思います。

料理をしながら観る力、観察力が身についていくため、自然と仕事にも生活にも潤いが出て、すべてがスムーズになりやすいのもうれしい副産物です。

料理をしない時でも、食事をする時に、関わってくれた人たち、食材のチカラ、すべてを感じながら見えない部分まで観ながら味わっていくと、より一層、豊かな気持ちになれますよ。

疲れて作るのが面倒な時は「おやすみごはん」

「仕事をがんばって、帰宅したらもうクタクタで何もやる気がしない……」ということ、ありませんか。家事や育児だって同じことです。もう余力がない、そんな時は、無理せず、「かんたんな1品だけ」にすると気持ちも楽です。

例えば、どんぶりだけにする、おみそ汁だけ作る、などです。お惣菜などを買い出しに行くよりも、早くてヘルシーという1品にします。出汁までとっていたら大変ですから、多少、何か市販の出汁を使うなど、市販品のサポートに頼ってもよしとします。

すると、たったの5～10分手を加えるくらいでできあがります。それならがんばれそう、って思いませんか。本書でご紹介しているレシピを、そんな時に活用してください。そういう「いざという時」のレシピは、第3章と第4章にあります。

いざという時のためにさっと作れるメニューには★印をつけてありますので、時間がない時には参考にしてくださいね。

疲れている時、わたしがいつもしているのは「わたしを癒してね」と、食材から応援パワーを受け取りながら料理をしたり食べることです。必ず食材たちは応えてくれますから、ゆだねてみるのもいいですよ。

愛こそ最高の調味料

あなたにとって記憶に残っている思い出の食べものは何ですか？

わたしは子どもの頃、何度もおねだりした食べものがありました。それは、「りんごのすりおろし」です。

「風邪みたい。熱っぽいから、お母さん、アレ作って！」と言うと、いつも母は作ってくれました。

熱が出た時にはじめて食べた時の感動が忘れられなくて、わたしは「りんごのすりおろし」に恋をしていました。

ただ、母が作ってくれるのは体調が悪い時だけ。とにかくそれが食べたくて、本当は元気なのに嘘をついて体調が悪いフリをすることもありました。子どもの演技なんてきっとバレていたと思いますが、母もそれをわかった上で作ってくれていたと思います。

母の「りんごのすりおろし」が魔法のように心に幸せな気持ちを運んでくれたことを、今でも鮮明に思い出します。

そしてもう1つ思い出すのは、遠足やお弁当の時のおむすびです。

外で食べるおむすびってなぜあんなに美味しいのでしょう。ごはんをシンプルに手でにぎっただけなのに、食べるとほんわかあったかな気持ちになれる、日本人の叡智が受け継がれたすごい食べものだと思うんです。

不思議じゃないですか？　特に高度な技術もいらない「りんごのすりおろし」や「おむすび」がこんなにも心をときめかせるなんて。

でも、究極の「ヒーリングごはん」は、ここに大きなヒントがあると思うんです。

シンプルでもいい。「心がこもった料理」こそ大事であり、人の心に響くということ。無理して長時間キッチンに立たなくても、ひとつひとつに心を込めること、これさえすれば本当にあたたかな気持ちになる料理ができると腑に落ちます。

本書では、いろいろなお料理を紹介してきましたが、「これならできそう！」というようなレシピもあったと思います。

時間がなくても、自分や家族の体と心を満たすかんたんで美味しい料理はできます。

料理が大変だな、つらいな、と思ったら、ここでお伝えした大切なポイントを再び思い出してください。

シンプルでいいんです。**「愛こそ最高の調味料」**だということを……。

平和な食卓

外でも家でも、食事をする時、ホッと落ち着ける時もあれば、ピリピリした空気を感じたこと、ありませんか？　これをするだけで「穏やかな気持ちになり食卓があたたかな空気に変わる」という魔法を最後にお届けします。これは、ひとりごはんでもできる、かんたんなこと。

それは、**ごはんを食べる時に「いただきます」を丁寧にする、ということ。関わるすべてへの感謝をしっかりと感じて「ありがとう」をのせて味わいます。**

自然の恵みと食材の命、食材を育ててくれた農家さん、運んでくれた方、スーパーの方、お皿や道具を作ってくれた人、料理してくれた人、そして食にまつわるすべての神様……。

具体的にイメージしながら神さま、天地《あめつち》の恵みと食材の命、関わるすべての方に感謝して「いただきます」と唱えます。

人によっては「あたたかい」「ほっこり」など感じ方は違うけれど、心にじわじわくるからやってみてください。

普段、当たり前のように食べているかもしれないけれど、食卓に並ぶまでに実にたくさんの人たちが関わっています。毎日料理する人は、体も心もすごく使って、愛のエネルギーを注いで作っています。たとえ1品でも、かんたん料理だとしても。

つまり、食べる人は、毎日そういったたくさんの人からの「愛のシャワー」を浴びているってことです。時間だけじゃない。「生命」というエネルギーが込められたのがごはん。

シンプルでも、1品でも同じ。食べたら感謝の一言を添えてもらえたら、作る人はさらに喜んで、また次にがんばって作れるはず。自分で自分の食事を作ったなら、自分をしっかりねぎらってあげましょう！

「ありがとう」を言うのが照れ臭かったらせめて、微笑んで食べてみましょう。眉間にシワを寄せて食べてると、とても残念な空気が流れてしまうから。

楽しく幸せに「ありがとう」をのせて食べる。

たったこれだけで穏やかな気持ちになり、平和な食卓へと変わっていきます。

世界中の人たちが食事の時に「ありがとう」を感じながら、にこやかに食べて、世界に平和が広がりますように。

おわりに

最後まで読んでくださってありがとうございます。

本書は、読者の方々に**「毎日の食で人生がより幸せになりますように」**と願いを込めて書き上げました。たった15分だけでも癒されごはんにすることが可能なんだ！と少しでも感じて実践してもらえたら、これほどうれしいことはありません。ありったけの愛のエネルギーを込めて書きましたので、時にはうっとうしいくらい熱く感じてしまったかもしれません。

でもこの熱い想いを止めることはできません。

今、わたしのもとには毎日のようにこのようなメッセージが届いています。

「30年も抱えていた料理ストレスがなくなっただけでなく、すべての見方が変わり、

おわりに

人生が好転しました」

「ヒーリングごはんを取り入れてから体も疲れにくくなり、心も穏やかになりました。健康食をストイックにやっていた頃よりずっと健康で、家族も笑顔で元気でいられています」

「いつも『どうせわたしなんて』が口癖で、つまらない人生を送っていました。料理と食事の力って本当にすごいですね。ヒーリングごはんを取り入れたら小さな幸せにも気づけるようになって……今では毎日幸せを感じられるようになりました！」

さらに多くの方々に、「食で人生が好転するよ」と分かち合いたい、世界にも伝えたい一心で、これまでわたしが大切にしてきたことをまとめました。毎日15分でも食事を整えていけば、さらに幸せな家庭が広がると信じています。

わたしの思い描く夢の1つに「**食で世界に幸せなつながりを創る**」というものがあります。まさにその想いをあらわすかのような歌があります。

それが〝We Are The World〟です。

中学生の時に英語の授業ではじめて映像とともに聴いた時、体の奥の方からジ〜ンと熱いものがこみ上げ、気づいた時には涙があふれてきて感動していました。最初、歌詞の意味はあまりわかっていなかったのですが、国や宗教や人種の違いを超えてつながる姿に感動していました。大人になった今でも、時々この曲を耳にするたびに、涙があふれてしまうのです。わたしにとっては自分の魂に触れる曲のようです。

料理においても、なぜか「心がとてもほっこりする」というごはんがあります。それは母の作る素朴なごはんです。不思議ですね。母の味ってずっと忘れないですし、どんなにシンプルな一品だとしても、食べるだけですべてを包んでくれるような安心感でほっこりできる。子どもの頃にはほとんど感謝が言えませんでしたが、今ようやく心から感謝ができるようになりました。

今もしも、子どもが全く食事に関心を寄せなくて困っている、という場合も安心してください。きっと、時差があるだけでいつかこんなふうに母の味を思い出し、作ってくれた食事に感謝するでしょう。

しかし、世の中には「母の味」を知らずに育った人たちもいらっしゃいます。わたしはそういった人たちにも素朴でほっこりするような「母の味」を世界に広げたいと心から願い、活動しています。食を通じて、世界の多くの人たちが体も心も元気に、自分らしく楽しみ、「食卓から平和であたたかな世界」を創ること。なぜかそのことに想いを馳せるだけで涙があふれてしまうので、きっと使命なんでしょう。

毎日の食事から始まる幸せの一歩が本書で少しでも分かち合えたとしたら、とてもうれしく思います。

この本を書くにあたって、本当にたくさんの方々の支えがあって完成しました。編集者やイラストレーター、デザイナーの皆さま、メンターの先生方、生徒さん、一番近くで常に支えてくれた夫や家族、関わってくださったすべての皆さま、本当にありがとうございました。

そして、この本を手にとって読んでくださったあなたとのご縁に心から感謝いたします。

毎日の食を通じて幸せな笑顔が世界に広がりますように。

特典

サニー早苗から、
読者のあなたにプレゼント！

●とうもろこしのヒゲ茶とヒゲ出汁の作り方

とうもろこしのヒゲは、
漢方薬、薬膳の生薬としても使われてきました。
薬効があるとうもろこしのヒゲを活用してみませんか？

●かぼちゃの種を使ったかんたんレシピ

体内合成できないリノール酸や
ビタミン類などの栄養素を含んでいるかぼちゃの種。
美味しくいただける方法があるのです！

●心がおだやかになるサニー式深呼吸

呼吸と料理には深い関係があります。
かんたんにできる、サニー式深呼吸のやり方をご紹介します。

●本書に掲載しきれなかったポイント

本書をご購入いただいた読者の方で
サニー早苗公式 LINE にご登録の方に
上記をご紹介する PDF をプレゼントいたします。
下記 QR コードからどうぞ！

サニー早苗（さにー・さなえ）

ヒーリングごはん研究家 / (社) 和のナチュラル薬膳協会 代表理事
「体と心が整い、運気も上がる」と評判の料理教室を主宰。

大学卒業後、HONDA の国際研修機関にて勤務。

もともと病弱だった母が更年期と大病で寝たきりになった際、何をしても治らなかった中、食事を変えたことで約 1 年後には畑仕事ができるまでに回復。自身も食事の力で、花粉症・生理痛・肌荒れ・胃痛・頭痛・低体温などの体質が改善。また幼少期からの過敏症による激しい感情の起伏も減少。「話すと癒される」「穏やかになった」と周囲から言われるほど、心も変化。

国内および欧米で、東洋医学をベースにしたマクロビオティック、薬膳を学び、2006 年から料理教室を開始。心理学なども学び、心のケアを含めた料理を研究。

「料理は正しさよりも心地よさと楽しさ」「愛と癒し」をモットーとし、国内外でのべ 15,000 人以上に、食の大切さ・料理の面白さをレクチャー。特に「ヒーリングごはん講座」では感動の声が止まず、その輪を広げる活動に力を入れている。

TV 番組、雑誌などメディアにも出演。学校・行政・企業などでの講演や講座なども行う。

著書に『私を整えるごはん』『私を整えるスープ』（以上、WAVE 出版）がある。

イラスト　山本あゆみ
ブックデザイン　白畠かおり

15分でできる！ 癒されごはん

2025年2月20日　初版第1刷発行

著　者　　サニー早苗
©Sanae Sunny 2025, Printed in Japan

発行者　　松原淑子
発行所　　清流出版株式会社
〒101-0051
東京都千代田区神田神保町3-7-1
電話　03-3288-5405
ホームページ　https://www.seiryupub.co.jp/

編集担当　秋篠貴子・須鎌裕子
印刷・製本　シナノパブリッシングプレス

乱丁・落丁本はお取替えいたします。
ISBN978-4-86029-576-9
本書をお読みになった感想を、QR コード、URL からお送りください。

https://pro.form-mailer.jp/fms/91270fd3254235